U0641691

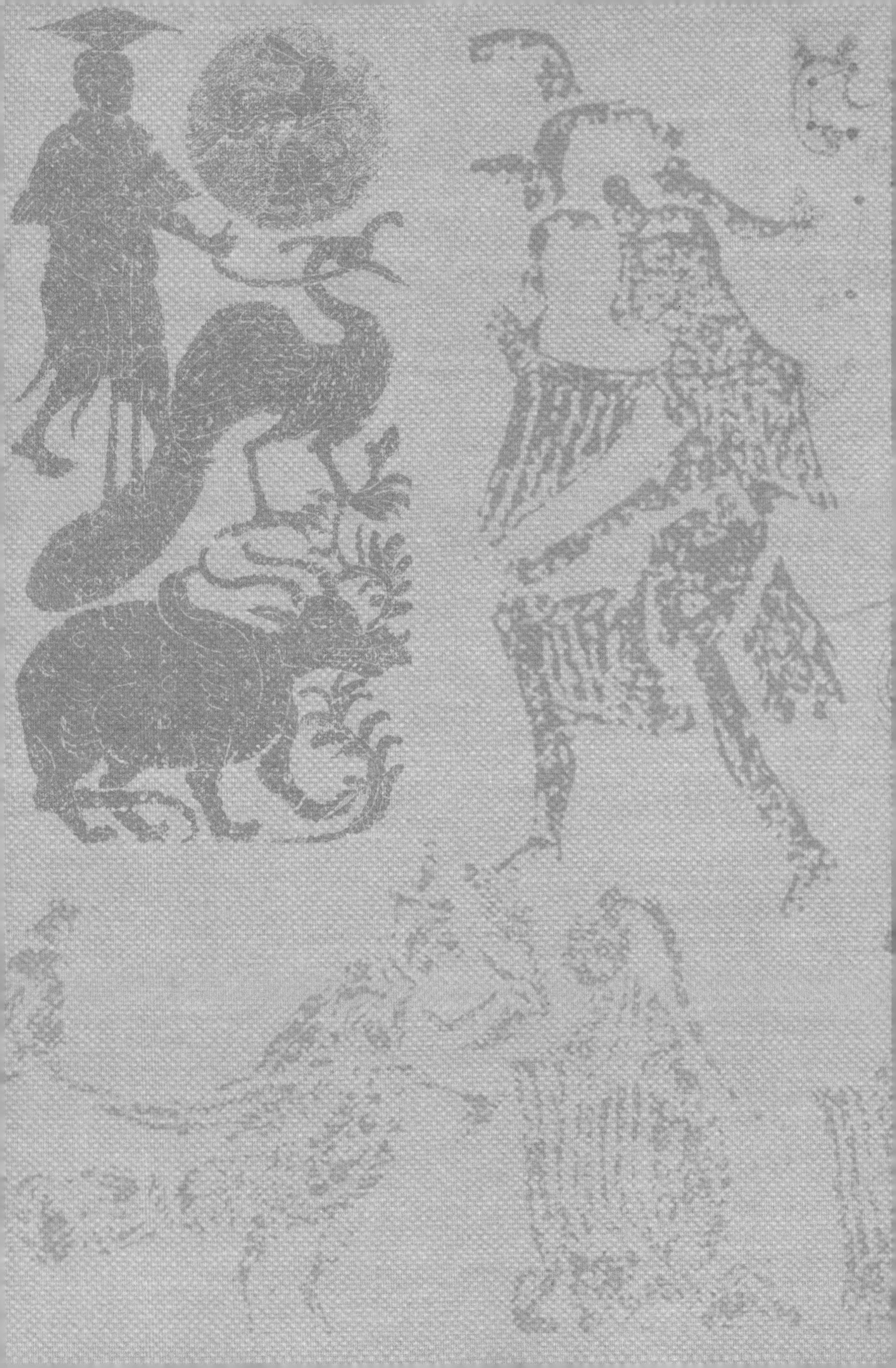

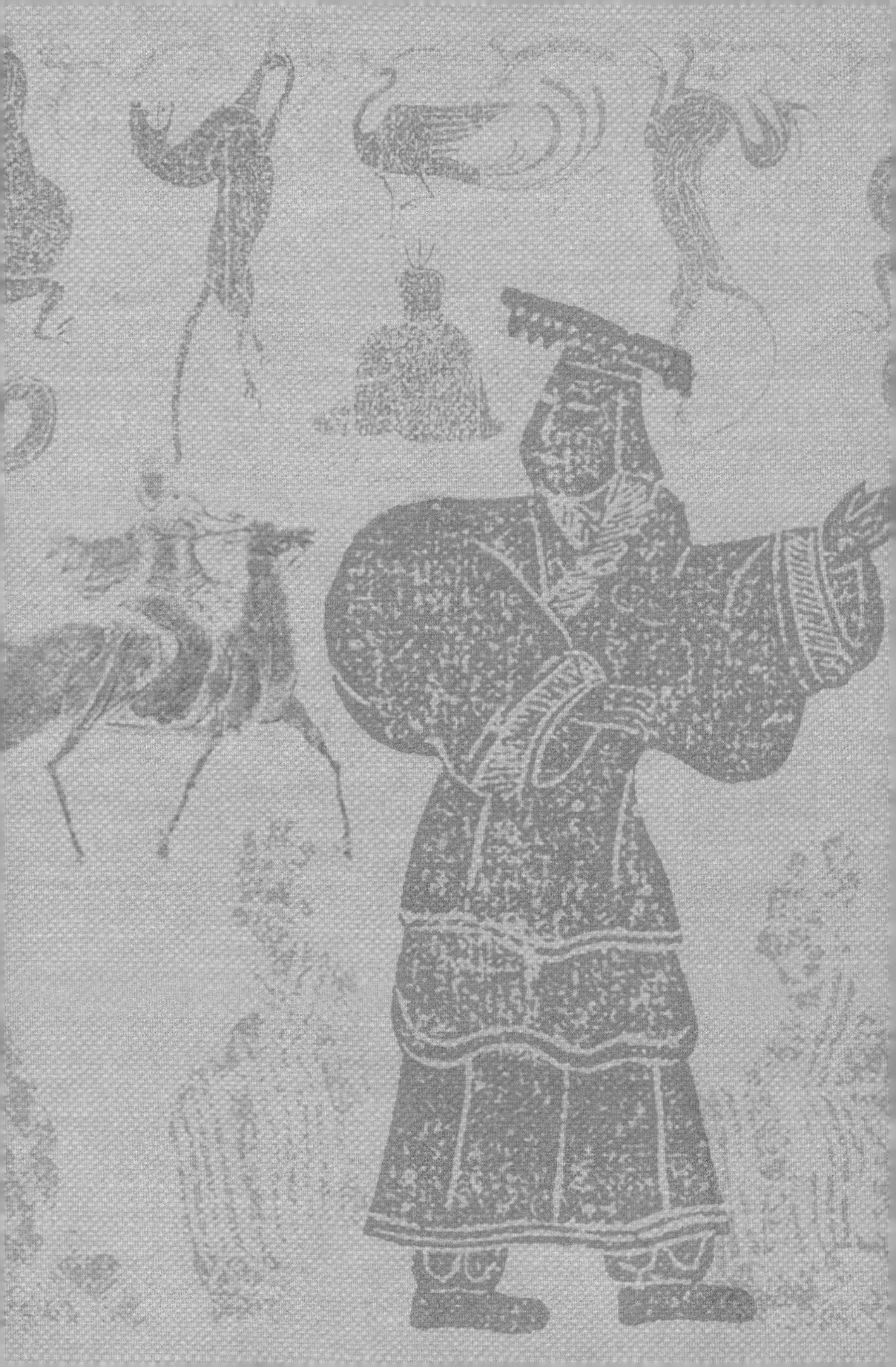

中国古医籍整理丛书（续编）

重编伤寒
必用运气全书

明·熊宗立　重编

王国为　农汉才　校注

陈瑞欣　龙安然　江海语　王宝龙　参校

全国百佳图书出版单位
中国中医药出版社
·北　京·

图书在版编目（CIP）数据

重编伤寒必用运气全书 /（明）熊宗立重编；王国为，农汉才校注. --北京：中国中医药出版社，2025.7（2025.9 重印）--（中国古医籍整理丛书）.

ISBN 978-7-5132-9524-6

Ⅰ. R254.1

中国国家版本馆 CIP 数据核字第 2025X1T025 号

中国中医药出版社出版

北京经济技术开发区科创十三街 31 号院二区 8 号楼

邮政编码　100176

传真　010-64405721

北京盛通印刷股份有限公司印刷

各地新华书店经销

开本 710 × 1000　1/16　印张 13.75　字数 154 千字

2025 年 7 月第 1 版　2025 年 9 月第 2 次印刷

书号　ISBN 978-7-5132-9524-6

定价　58.00 元

网址　www.cptcm.com

服务热线　010-64405510

购书热线　010-89535836

维权打假　010-64405753

微信服务号　zgzyycbs

微商城网址　https://kdt.im/LIdUGr

官方微博　http://e.weibo.com/cptcm

天猫旗舰店网址　https://zgzyycbs.tmall.com

如有印装质量问题请与本社出版部联系（010-64405510）

版权专有　侵权必究

国家中医药管理局
中医药古籍文献传承专项
专家委员会

主　任　曹洪欣　中华中医药学会

委　员　严世芸　上海中医药大学

钱超尘　北京中医药大学

张志清　国家图书馆

王振国　山东中医药大学

孙塑伦　中华中医药学会

刘保延　中华中医药学会

杨志敏　广东省中医院

中医药古籍文献传承工作专家组

组　长　王振国　山东中医药大学

成　员　高文柱　华夏出版社

郑金生　中国中医科学院中国医史文献研究所

黄龙祥　中国中医科学院针灸研究所

李宗友　中国中医科学院中医药信息研究所

严季澜　北京中医药大学

焦振廉　陕西省中医药研究院

张如青　上海中医药大学

刘更生　山东中医药大学

中医药古籍文献传承工作项目管理办公室

主　任　王振国

副主任　宋咏梅　张丰聪

成　员　周　扬　王春燕　范　磊　陈　聪　相光鑫

前 言

中医药古籍是中华优秀传统文化的重要载体，也是中医药学传承数千年的知识宝库，凝聚着中华民族特有的精神价值、思维方法、生命理论和医疗经验，也是现代中医药科技创新和学术进步的源头和根基。保护好、研究好和利用好中医药古籍，是弘扬中华优秀传统文化、传承中医药学术、促进中医药振兴发展的必由之路，事关中医药事业发展全局。

中共中央、国务院高度重视中医药古籍保护与利用，有计划、有组织地开展了中医药古籍整理研究和出版工作。特别是党的十八大以来，一系列中医药古籍保护、整理、研究、利用的新政策相继出台，为守正强基础，为创新筑平台，中医药古籍事业迈向新征程。《中共中央 国务院关于促进中医药传承创新发展的意见》《关于推进新时代古籍工作的意见》《“十四五”中医药发展规划》《中医药振兴发展重大工程实施方案》等重要文件均将中医药古籍的保护与利用列为工作任务，提出要加强古典医籍精华的梳理和挖掘，推进中医药古籍抢救保护、整理研究与出版利用。国家中医药管理局专门成立了“中医药古籍工作领导小组”，以加强对中医药古籍保护、整理研究、编辑出版以及古籍数字化、普及推广、人才培养等工作的统筹，持续推进中医药古籍重大项目的规划与组织。

2010 年，财政部、国家中医药管理局设立公共卫生资金专项“中医药古籍保护与利用能力建设项目”。2018 年，项目成果结集为《中国古医籍整理丛书》正式出版，包含 417 种中医药古籍，内容涵盖了医经、基础理论、诊法、伤寒金匮、温病、本草、方书、内科、外科、女科、儿科、伤科、眼科、咽喉口齿、针灸推拿、养生、医案医话医论、医史、临证综合等门类，时间跨越唐、宋、金元、明以迄清末，绝大多数是第一次校注出版，一批孤本、稿本、抄本更是首次整理面世。第九届、第十届全国人大常委会副委员长许嘉璐先生听闻本丛书出版，欣然为之作序，对本项工作给予高度评价。

2020 年 12 月起，国家中医药管理局立项实施“中医药古籍文献传承专项”。该项目承前启后，主要开展重要古医籍整理出版、中医临床优势病种专题文献挖掘整理、中医药古籍保护修复与人才培训、中医药古籍标准化体系建设等 4 项工作。设立“中医药古籍文献传承工作项目管理办公室”，负责具体管理和组织实施、制定技术规范、举办业务培训、提供学术指导等，全国 43 家单位近千人参与项目。本专项沿用“中医药古籍保护与利用能力建设项目”形成的管理模式与技术规范，对现存中医药古籍书目进行梳理研究，结合中医古籍发展源流与学术流变，特别是学术价值和版本价值的考察，最终选定 40 种具有重要学术价值和版本价值的中医药古籍进行整理出版，内容涉及伤寒、金匮、温病、诊法、本草、方书、内科、外科、儿科、针灸推拿、医案医话、临证综合等门类。为体现国家中医药古籍保护与利用工作的延续性，命名为《中国古医籍整理丛书（续编）》。

当前，正值中医药事业发展天时地利人和的大好时机，中医药古籍工作面临新形势，迎来新机遇。中医药古籍工作应紧紧围绕新时代中医药事业振兴发展的迫切需求，持续做好保护、整理、研究与利用，努力把古籍所蕴含的中华优秀传统文化的精神标识和具有当代价值、世界意义的文化精髓挖掘出来、提炼出来、展示出来，把中医药这一中华民族的伟大创造保护好、发掘好、利用好，为建设文化强国和健康中国、助力中国式现代化、建设中华民族现代文明、实现中华民族伟大复兴贡献更大力量。

中医药古籍文献传承工作项目管理办公室

2024 年 3 月 6 日

许 序

“中医”之名立，迄今不逾百年，所以冠以“中”字者，以别于“洋”与“西”也。慎思之，明辨之，斯名之出，无奈耳，或亦时人不甘泯没而特标其犹在之举也。

前此，祖传医术（今世方称为“学”）绵延数千载，救民无数；华夏屡遭时疫，皆仰之以度困厄。中华民族之未如印第安遭染殖民者所携疾病而族灭者，中医之功也。

医兴则国兴，国强则医强。百年运衰，岂但国土肢解，五千年文明亦不得全，非遭泯灭，即蒙冤扭曲。西方医学以其捷便速效，始则为传教之利器，继则以“科学”之冕畅行于中华。中医虽为内外所夹击，斥之为蒙昧，为伪医，然四亿同胞衣食不保，得获西医之益者甚寡，中医犹为人民之所赖。虽然，中国医学日益陵替，乃不可免，势使之然也。呜呼！覆巢之下安有完卵？

嗣后，国家新生，中医旋即得以重振，与西医并举，探寻结合之路。今也，中华诸多文化，自民俗、礼仪、工艺、戏曲、历史、文学，以至伦理、信仰，皆渐复起，中国医学之兴乃属必然。

迄今中医犹为国家医疗系统之辅，城市尤甚。何哉？盖一则西医赖声、光、电技术而于20世纪发展极速，中医则难见其进。二则国人惊羡西医之“立竿见影”，遂以为其事事胜于中医。然西医已自觉将入绝境：其若干医法正负效应相若，甚或负远逾于正；研究医理者，渐知人乃一整体，心、身非如中世纪所认定为二对立物，且人体亦非宇宙之中心，仅为其一小单位，与宇宙万象万物息息相关。认识至此，其已向中国医学之理念“靠拢”矣，虽彼未必知中国医学何如也。唯其不知中国医理何如，纯由其实践而有所悟，益以证中国之认识人体不为伪，亦不为玄虚。然国人知此趋向者，几人？

国医欲再现宋明清高峰，成国中主流医学，则一须继承，一须创新。继承则必深研原典，激清汰浊，复吸纳西医及我藏、蒙、维、回、苗、彝诸民族医术之精华；创新之道，在于今之科技，既用其器，亦参照其道，反思己之医理，审问之，笃行之，深化之，普及之，于普及中认知人体及环境古今之异，以建成当代国医理论。欲达于斯境，或需百年欤？予恐西医既已醒悟，若加力吸收中医精粹，促中医西医深度结合，形成21世纪之新医学，届时“制高点”将在何方？国人于此转折之机，能不忧虑而奋力乎？

予所谓深研之原典，非指一二习见之书、千古权威之作；就医界整体言之，所传所承自应为医籍之全部。盖后世名医所著，乃其秉诸前人所述，总结终生行医用药经验所得，自当已成今世、后世之要籍。

盛世修典，信然。盖典籍得修，方可言传言承。虽前此50余载已启医籍整理、出版之役，惜旋即中辍。阅20载再兴整理、出版之潮，世所罕见之要籍千余部陆续问世，洋洋大观。

今复有“中医药古籍保护与利用能力建设”之工程，集九省市专家，历经五载，董理出版自唐迄清医籍，都400余种，凡中医之基础医理、伤寒、温病及各科诊治、医案医话、推拿本草，俱涵盖之。

噫！璐既知此，能不胜其悦乎？汇集刻印医籍，自古有之，然孰与今世之盛且精也！自今而后，中国医家及患者，得览斯典，当于前人益敬而畏之矣。中华民族之屡经灾难而益蕃，乃至未来之永续，端赖之也，自今以往岂可不后出转精乎？典籍既蜂出矣，余则有望于来者。

谨序。

第九届、十届全国人大常委会副委员长

許嘉璐

二〇一四年冬

校注说明

《重编伤寒必用运气全书》由明代医家熊宗立重编，成书于明天顺二年（1458），是从五运六气理论角度解读应用经方的著作。

熊宗立（1409—1482），字道宗，号勿听子，明代福建建阳人，出身医学世家，曾祖父熊天儒和祖父熊彦明均精于医。他自幼习医，又拜刘郯为师，学习校勘刻书、阴阳医卜之术，集诸家之长。熊宗立推崇《黄帝内经》和《伤寒杂病论》，又鉴于前人对运气学说的论述“散在诸经”，故以宋代刘温舒的《素问入式运气论奥》和元代程德斋的《伤寒钤法》为蓝本，增以注解分类，汇编成书，名为《重编伤寒必用运气全书》。

本书共十卷，论述了五运六气基本理论、伤寒钤法推演法则、对应经方字号条文和经方方药组成等，内容丰富全面，是伤寒钤法研究不可或缺的一本重要参考书。

本书被《明史·艺文志》及明代《万卷堂书目》《脉望馆书目》等著录，清代未见翻刻及医书引用，至今尚未有点校整理本。经考察，该书有两个版本：一为明正德八年（1513）熊氏厚德堂刻本，共两个藏本，分别是日本国立公文书馆内阁文库藏本（为十卷足本）和上海中医药大学图书馆藏本（仅前五卷）；一为清同治丁卯年（1867）的手抄本（仅前五卷），未注明抄者。

本次校注，以日本国立公文书馆内阁文库藏本为底本加以整理，前五卷以同治手抄本为主校本，以宋刘温舒《素问入式运气论奥》为参校本；后五卷参考熊宗立《重编伤寒运气钤法归号秘要全书》、明·朱橚《普济方·伤寒门》、宋·朱肱《类证活人书》及张仲景《伤寒论》等。兹将整理校注情况说明如下：

1. 原书有目录，但与正文略有出入。如卷一目录“运气枢要图总论”，正文为“五运六气枢要总论第一”，卷三目录有“论逐年主气定局第十八”，而正文中无。今依据正文重新整理目录，置于书前。

2. 底本中无特殊情况的繁体字、异体字、俗写字径改为规范简体字。若卷后注音涉及者，保持原貌，如“朞”作“期”。丸剂中称“圆”者，一并改作“丸”。

3. 对难字、生僻字词加以注释。通假字、古今字在不影响理解的情况下予以保留，并出校记说明。

4. 对原文缺损、字迹模糊、笔误错刻或讹字等，均进行校改，并出校记说明。

5. 因书改横排，原“右”“左”表示前后者，径改为“上”“下”。

6. 某些名词术语与今通行语相异者，据通行语进行修改，如“藏府”“臟腑”作“脏腑”，“伏苓”作“茯苓”，“黄檗”作“黄柏”，“芒消”“朴消”作“芒硝”“朴硝”，“麻人”作“麻仁”等，不出校记。

7. 底本原有插图，此次整理根据原图重新描绘，并进行统一编号，图上文字改为简化字。原书一般是图在前、论在后，此次整理将插图位置调整。部分图形文字有误的，予以考订并出注，如图22“上层”原作“土层”，据文义改。部分图形原文标注为图，实则为表的，则绘制为表格，并出注，如卷三的“甲己岁气土化之图”。原书部分文字加黑，今保留。

8. 原书部分段落自注有“音切”，虽与简体字音不完全对应，但仍予保留。

本书底本日本国立公文书馆内阁文库藏本由中国中医科学院郑金生研究员提供，校本同治手抄本由山东省泰安市王相钧先生和江苏省南京市周海先生提供。谨表示感谢。

伤寒必用运气全书序

阴阳升降，运气之常道也。盖司天在泉，上下其位，五运有太过不及之异，六气有逆顺胜复之殊。在昔轩岐之圣，悯生民之札瘥，启《素问》作《内经》，有曰：先立其年，以知之气，左右应见，然后乃可知死生矣！然而微辞奥旨，未易穷研，况伤寒之病，传变不常，非杂病可比，苟无能明岁时之推移，阴阳之变异，主客之胜复，补泻之盛虚，以至实实虚虚，损不足益有余，而不罹于夭横者尠[①]矣！迨汉张公仲景，以不凡之姿，始深究《内经》，探微索隐，继往圣开来学，乃述《伤寒卒病论》凡十卷，以垂万世不易之法。繇[②]是伤寒活人之旨粲然大备，福我苍生何其幸欤！

窃惟运气秘文，散在诸经，虽则刘司业之《论奥》分图附说，未有得其要领者。近观广平程氏，精华始陈，括例颇有指据，今医家秘传，以为至宝，不肯示人，往往誊写之误，错简断文，互有得失，不无沧海遗珠之叹。仆启夙心，重编汇聚，如胜复之论，则增以新注；汗瘥棺墓，则假如再三；至于钤诀，脉病证治，一遵仲景成法，使人展卷则三百九十七法之昭明，一百一十三方之显著，群疑冰释，次序条贯。是编既成，目之曰《伤寒必用运气全书》，敬质于致仕节判考亭黄公景冲、侍御三衢丁公元凯，佥谓纂图括例，俱以详明，有裨后学，因劝赀

① 尠：同“鲜”，少。
② 繇：通“由”。

工绣梓，以广其传。仆不揣凡器，自忘鄙陋，而搜求取舍之是否，尚俟高明君子辨正云。

天顺二年岁在戊寅秋七月良日　鳌峰熊宗立道轩[①]

① 尚俟高明……熊宗立道轩：原缺，据《中国医籍考·卷三十三·方论十一》补。

目 录

重编伤寒必用运气全书卷之一

五运六气枢要总论第一 …… 一
论五天五运之气第二 ……… 五
论五音建运之气第三 ……… 七
论天地六气第四 ……………… 九
论纪运第五 ………………… 一一
论六气时日灾变政令施化
　第六 ……………………… 一三
论南北政第七 ……………… 一五
伤寒南北二政司天括法
　第八 ……………………… 一七

重编伤寒必用运气全书卷之二

论岁中五运第九 …………… 一九
论五虎元建第十 …………… 二一
论手足经第十一 …………… 二二
论主气第十二 ……………… 二三
论客气第十三 ……………… 二五
论天符第十四 ……………… 二七
论岁会第十五 ……………… 二九
论同天符同岁会第十六
　…………………………… 三〇
论胜复新注第十七 ……… 三一

重编伤寒必用运气全书卷之三

论逐年主气定局第十八
　…………………………… 三五
　甲己岁气土化之图 …… 三六
　乙庚岁气金化之图 …… 三七
　丙辛岁气水化之图 …… 三八
　丁壬岁气木化之图 …… 三九
　戊癸岁气火化之图 …… 四〇
论逐年客气定局第十九
　…………………………… 四一
　少阴司天子午岁气热化
　　之图阳明在泉 ………… 四一
　太阴司天丑未岁气湿化
　　之图太阳在泉 ………… 四二
　少阳司天寅申岁气火化
　　之图厥阴在泉 ………… 四三
　阳明司天卯酉岁气燥化
　　之图少阴在泉 ………… 四四
　太阳司天辰戌岁气寒化
　　之图太阴在泉 ………… 四五

厥阴司天巳亥岁气风化
之图少阳在泉 ………… 四六
论运气主客加临天时民病
第二十 ………………… 四六

重编伤寒必用运气全书卷之四

运气起例歌括 ……………… 四七
五运歌 ……………………… 四七
六气歌 ……………………… 四七
逐年五运歌 ………………… 四七
逐年六气歌 ………………… 四七
逐年主气歌 ………………… 四八
逐年客气歌 ………………… 四八
伤寒求司天司地司人歌
……………………………… 四八
求左右间气歌 ……………… 四八
伤寒求太过不及平气歌
……………………………… 四九
伤寒六气所属脏腑歌
……………………………… 四九
伤寒十二支所属脏腑歌
……………………………… 四九
伤寒十干新属脏腑歌
……………………………… 四九
又法十二支所属脏腑歌
……………………………… 四九
伤寒十干定数歌 ………… 五〇
伤寒平气歌 ……………… 五〇
伤寒五运所属歌 ………… 五〇
伤寒逐日受病起例歌
……………………………… 五〇
逐日受病起例捷法歌
……………………………… 五一
又法五运受病起例歌
……………………………… 五一
五虎元建歌 ……………… 五一
伤寒天符例 ……………… 五二
伤寒岁会例 ……………… 五二
伤寒太一天符日例 ……… 五二
论运气加临脉候寸尺不应
交反说 …………………… 五三
南政司天脉歌 …………… 六一
北政司天脉歌 …………… 六一
南北二政逐年六气脉
不应总歌 ………………… 六一
论司天在泉脉不应法 …… 六二
论南北二政三阴司天在
泉脉不应图内行
运法 ……………………… 六二
论南北二政寸尺脉反与
不反 ……………………… 六三
论阴阳脉交死 …………… 六三

重编伤寒必用运气全书卷之五

六气主客加临病证图 …… 六五
三阴三阳上下加临补泻病证图凡六局 …… 六六
论客气加临病证补泻法 …… 六九
伤寒传经补泻例 …… 七〇
男逆传经用药例 …… 七一
女顺传经用药例 …… 七二
伤寒汗瘥图凡二局 …… 七三
伤寒汗瘥总例歌 …… 七四
汗瘥起例诀 …… 七五
逐日司天运气汗瘥法 …… 七六
伤寒棺墓图凡二局 …… 七七
伤寒棺墓总例歌 …… 七八
棺墓名例 …… 七九
棺墓起例诀 …… 七九
伤寒运气相克病证衰旺歌 …… 八〇
三丘五墓歌 …… 八〇
运气精微指诀 …… 八一
运气逐日受病指诀歌 …… 八一
运气逐日行流指诀歌 …… 八二
主病行流虚实法歌 …… 八二
十二经络主病行流形证歌凡十三首 …… 八四
甲木足少阳胆经主病遇申日属手少阳 …… 八四
乙木足厥阴肝经主病遇亥日属手厥阴包络 …… 八四
丙火手太阳小肠经主病 …… 八四
丁火手少阴心经主病 …… 八四
戊土足阳明胃经主病 …… 八五
己土足太阴脾经主病 …… 八五
庚金手阳明大肠经主病 …… 八五
辛金手太阴肺经主病 …… 八五
壬水足太阳膀胱经主病 …… 八五
癸水足少阴肾经主病 …… 八六
甲申手少阳三焦火主病 …… 八六

乙亥手厥阴胞络火主病
…………………………… 八六
伤寒两感歌 ……………… 八六

重编伤寒钤法运气全书卷之六

伤寒钤法归号歌 ………… 八八
伤寒钤法着病字号歌 …… 八八
痉湿暍证歌 ……………… 八九
伤寒着病钤例三阴三阳
字号图 …………………… 八九
上太阳一十六证 ……… 八九
中太阳六十六证 ……… 九〇
下太阳三十九证 ……… 九二
阳明四十四证 ………… 九三
少阴二十三证 ………… 九四
少阳一证 ……………… 九五
太阴三证 ……………… 九六
厥阴十九证 …………… 九七
附痉湿暍霍乱劳复等证
…………………………… 九七
伤寒识证认字号用药歌
…………………………… 九八

重编伤寒钤法运气全书卷之七

上太阳脉病证治十六证
…………………………… 一〇〇
日甲 …………………… 一〇〇
日乙 …………………… 一〇〇
日丙 …………………… 一〇〇
日丁 …………………… 一〇〇
日戊 …………………… 一〇〇
日己 …………………… 一〇〇
日庚 …………………… 一〇一
日辛 …………………… 一〇一
日壬 …………………… 一〇一
日癸 …………………… 一〇一
月甲 …………………… 一〇一
月乙 …………………… 一〇一
月丙 …………………… 一〇一
月丁 …………………… 一〇二
月戊 …………………… 一〇二
月己 …………………… 一〇二
中太阳脉病证治六十六证
…………………………… 一〇二
贪甲 …………………… 一〇二
贪乙 …………………… 一〇二
贪丙 …………………… 一〇三
贪丁 …………………… 一〇三
贪戊 …………………… 一〇三
贪己 …………………… 一〇三
贪庚 …………………… 一〇三
贪辛 …………………… 一〇三

贪壬 …………………… 一〇三
贪癸 …………………… 一〇四
巨甲 …………………… 一〇四
巨乙 …………………… 一〇四
巨丙 …………………… 一〇四
巨丁 …………………… 一〇四
巨戊 …………………… 一〇四
巨己 …………………… 一〇四
巨庚 …………………… 一〇五
巨辛 …………………… 一〇五
巨壬 …………………… 一〇五
巨癸 …………………… 一〇五
禄甲 …………………… 一〇五
禄乙 …………………… 一〇五
禄丙 …………………… 一〇五
禄丁 …………………… 一〇六
禄戊 …………………… 一〇六
禄己 …………………… 一〇六
禄庚 …………………… 一〇六
禄辛 …………………… 一〇六
禄壬 …………………… 一〇六
禄癸 …………………… 一〇六
文甲 …………………… 一〇七
文乙 …………………… 一〇七
文丙 …………………… 一〇七
文丁 …………………… 一〇七
文戊 …………………… 一〇七
文己 …………………… 一〇七
文庚 …………………… 一〇七
文辛 …………………… 一〇八
文壬 …………………… 一〇八
文癸 …………………… 一〇八
廉甲 …………………… 一〇八
廉乙 …………………… 一〇八
廉丙 …………………… 一〇八
廉丁 …………………… 一〇八
廉戊 …………………… 一〇九
廉己 …………………… 一〇九
廉庚 …………………… 一〇九
廉辛 …………………… 一〇九
廉壬 …………………… 一〇九
廉癸 …………………… 一〇九
武甲 …………………… 一一〇
武乙 …………………… 一一〇
武丙 …………………… 一一〇
武丁 …………………… 一一〇
武戊 …………………… 一一〇
武己 …………………… 一一〇
武庚 …………………… 一一一
武辛 …………………… 一一一
武壬 …………………… 一一一
武癸 …………………… 一一一

破甲 …………………… 一一一
破乙 …………………… 一一一
破丙 …………………… 一一一
破丁 …………………… 一一二
破戊 …………………… 一一二
破己 …………………… 一一二
下太阳脉病证治三十九证
…………………… 一一二
震甲 …………………… 一一二
震乙 …………………… 一一二
震丙 …………………… 一一二
震丁 …………………… 一一二
震戊 …………………… 一一三
震己 …………………… 一一三
震庚 …………………… 一一三
震辛 …………………… 一一三
震壬 …………………… 一一三
震癸 …………………… 一一三
离甲 …………………… 一一四
离乙 …………………… 一一四
离丙 …………………… 一一四
离丁 …………………… 一一四
离戊 …………………… 一一四
离己 …………………… 一一四
离庚 …………………… 一一五
离辛 …………………… 一一五
离壬 …………………… 一一五
离癸 …………………… 一一五
兑甲 …………………… 一一五
兑乙 …………………… 一一五
兑丙 …………………… 一一五
兑丁 …………………… 一一六
兑戊 …………………… 一一六
兑己 …………………… 一一六
兑庚 …………………… 一一六
兑辛 …………………… 一一六
兑壬 …………………… 一一六
兑癸 …………………… 一一六
坎甲 …………………… 一一七
坎乙 …………………… 一一七
坎丙 …………………… 一一七
坎丁 …………………… 一一七
坎戊 …………………… 一一七
坎己 …………………… 一一七
坎庚 …………………… 一一七
坎辛 …………………… 一一八
坎壬 …………………… 一一八

重编伤寒钤法运气全书卷之八

阳明脉病证治四十四证
…………………… 一一九
木甲 …………………… 一一九

木乙 …………………… 一一九
木丙 …………………… 一一九
木丁 …………………… 一一九
木戊 …………………… 一一九
木己 …………………… 一二〇
木庚 …………………… 一二〇
木辛 …………………… 一二〇
木壬 …………………… 一二〇
木癸 …………………… 一二〇
火甲 …………………… 一二〇
火乙 …………………… 一二一
火丙 …………………… 一二一
火丁 …………………… 一二一
火戊 …………………… 一二一
火己 …………………… 一二一
火庚 …………………… 一二一
火辛 …………………… 一二一
火壬 …………………… 一二二
火癸 …………………… 一二二
土甲 …………………… 一二二
土乙 …………………… 一二二
土丙 …………………… 一二二
土丁 …………………… 一二三
土戊 …………………… 一二三
土己 …………………… 一二三
土庚 …………………… 一二三
土辛 …………………… 一二三
土壬 …………………… 一二三
土癸 …………………… 一二四
金甲 …………………… 一二四
金乙 …………………… 一二四
金丙 …………………… 一二四
金丁 …………………… 一二四
金戊 …………………… 一二四
金己 …………………… 一二五
金庚 …………………… 一二五
金辛 …………………… 一二五
金壬 …………………… 一二五
金癸 …………………… 一二五
水甲 …………………… 一二五
水乙 …………………… 一二五
水丙 …………………… 一二六
水丁 …………………… 一二六
少阳脉病证治只一证 … 一二六
纪甲 …………………… 一二六
太阴脉病证治三证 …… 一二六
母甲 …………………… 一二六
母乙 …………………… 一二六
母丙 …………………… 一二六
少阴脉病证治二十三证
…………………… 一二七
天甲 …………………… 一二七

天乙 …………………… 一二七
天丙 …………………… 一二七
天丁 …………………… 一二七
天戊 …………………… 一二七
天己 …………………… 一二七
天庚 …………………… 一二八
天辛 …………………… 一二八
天壬 …………………… 一二八
天癸 …………………… 一二八
人甲 …………………… 一二八
人乙 …………………… 一二八
人丙 …………………… 一二八
人丁 …………………… 一二九
人戊 …………………… 一二九
人己 …………………… 一二九
人庚 …………………… 一二九
人辛 …………………… 一二九
人壬 …………………… 一二九
人癸 …………………… 一三〇
地甲 …………………… 一三〇
地乙 …………………… 一三〇
地丙 …………………… 一三〇
厥阴脉证治十九证 …… 一三〇
乾甲 …………………… 一三〇
乾乙 …………………… 一三〇
乾丙 …………………… 一三一
乾丁 …………………… 一三一
乾戊 …………………… 一三一
乾己 …………………… 一三一
乾庚 …………………… 一三一
乾辛 …………………… 一三一
乾壬 …………………… 一三一
乾癸 …………………… 一三二
坤甲 …………………… 一三二
坤乙 …………………… 一三二
坤丙 …………………… 一三二
坤丁 …………………… 一三二
坤戊 …………………… 一三二
坤己 …………………… 一三二
坤庚 …………………… 一三三
坤辛 …………………… 一三三
坤壬 …………………… 一三三
痉湿暍霍乱劳复等脉病
证治 …………………… 一三三
痉五证 ………………… 一三三
湿六证 ………………… 一三四
暍三证 ………………… 一三五
霍乱六证 ……………… 一三五
劳复六证 ……………… 一三六

重编伤寒铃法运气全书卷之九

伤寒正方凡一百十三道 ………… 一三八

桂枝汤一 ………… 一三八

桂枝麻黄各半汤二 ………… 一四〇

桂枝二麻黄一汤三 ………… 一四一

桂枝二越婢一汤四 ………… 一四一

桂枝加桂汤五 ………… 一四二

桂枝加附子汤六 ………… 一四二

桂枝去芍药汤七 ………… 一四二

桂枝去芍药加附子汤八 ………… 一四二

桂枝去桂加茯苓白术汤九 ………… 一四三

桂枝去芍药加蜀漆牡蛎龙骨救逆汤十 ………… 一四三

桂枝加芍药生姜人参新加汤十一 ………… 一四三

桂枝加芍药汤十二 ………… 一四三

桂枝加大黄汤十三 ………… 一四四

桂枝甘草龙骨牡蛎汤十四 ………… 一四四

桂枝甘草汤十五 ………… 一四四

桂枝人参汤十六 ………… 一四四

桂附汤十七 ………… 一四五

桂枝加葛根汤十八 ………… 一四五

桂枝加厚朴杏子汤十九 ………… 一四五

麻黄汤二十 ………… 一四六

麻黄杏子甘草石膏汤二十一 ………… 一四六

麻黄附子甘草汤二十二 ………… 一四七

麻黄细辛附子汤二十三 ………… 一四七

麻黄连翘赤小豆汤二十四 ………… 一四七

麻黄升麻汤二十五 ………… 一四八

葛根汤二十六 ………… 一四八

葛根加半夏汤二十七 ………… 一四八

葛根黄芩黄连汤二十八 ………… 一四九

小柴胡汤二十九 ………… 一四九

大柴胡汤三十 ………… 一五一

柴胡桂枝汤三十一 ………… 一五二

柴胡桂枝干姜汤三十二 ………… 一五三

柴胡加龙骨牡蛎汤三十三 …… 一五三
柴胡加芒硝汤三十四 …… 一五三
大青龙汤三十五 …… 一五四
小青龙汤三十六 …… 一五四
小建中汤三十七 …… 一五五
大陷胸汤三十八 …… 一五六
大陷胸丸三十九 …… 一五七
小陷胸汤四十 …… 一五七
大承气汤四十一 …… 一五八
小承气汤四十二 …… 一六〇
调胃承气汤四十三 …… 一六一
桃核承气汤四十四 …… 一六二
栀子豉汤四十五 …… 一六三
栀子甘草豉汤四十六 …… 一六三
栀子生姜豉汤四十七 …… 一六四

重编伤寒钤法运气全书卷之十

栀子厚朴汤四十八 …… 一六五
栀子干姜汤四十九 …… 一六五
栀子柏皮汤五十 …… 一六五
茯苓桂枝甘草大枣汤五十一 …… 一六五
茯苓桂枝白术甘草汤五十二 …… 一六六
茯苓甘草汤五十三 …… 一六六
甘草汤五十四 …… 一六六
甘草干姜汤五十五 …… 一六六
炙甘草汤五十六 …… 一六七
芍药甘草汤五十七 …… 一六七
厚朴生姜半夏人参汤五十八 …… 一六七
大黄黄连泻心汤五十九 …… 一六八
附子泻心汤六十 …… 一六八
半夏泻心汤六十一 …… 一六八
甘草泻心汤六十二 …… 一六九
生姜泻心汤六十三 …… 一六九
白虎汤六十四 …… 一六九
白虎加人参汤六十五 …… 一七〇
五苓散六十六 …… 一七〇
猪苓汤六十七 …… 一七一
附子汤六十八 …… 一七一
桂枝附子汤六十九 …… 一七一
术附汤七十 …… 一七二
甘草附子汤七十一 …… 一七二
芍药甘草附子汤七十二 …… 一七二

干姜附子汤七十三 … 一七三
理中丸七十四 ………… 一七三
四逆汤七十五 ………… 一七四
四逆散七十六 ………… 一七四
四逆加人参汤七十七 ………………………………… 一七五
茯苓四逆汤七十八 … 一七五
当归四逆汤七十九 … 一七五
当归四逆加茱萸生姜汤八十 ………… 一七六
通脉四逆汤八十一 … 一七六
通脉四逆加猪胆汤八十二 ……… 一七六
黄连汤八十三 ………… 一七七
黄连阿胶汤八十四 … 一七七
黄芩汤八十五 ………… 一七七
黄芩加半夏生姜汤八十六 ……… 一七七
文蛤散八十七 ………… 一七八
三物白散八十八 ……… 一七八
十枣汤八十九 ………… 一七八
抵当丸九十 …………… 一七九
抵当汤九十一 ………… 一七九
麻仁丸九十二 ………… 一八〇
茵陈蒿汤九十三 ……… 一八〇
牡蛎泽泻散九十四 … 一八〇
竹叶石膏汤九十五 … 一八一
枳实栀子汤九十六 … 一八一
白通汤九十七 ………… 一八一
白通加猪胆汁汤九十八 ………………… 一八一
桃花汤九十九 ………… 一八二
吴茱萸汤一百 ………… 一八二
猪肤汤一百一 ………… 一八二
桔梗汤一百二 ………… 一八三
半夏散及汤一百三 … 一八三
苦酒汤一百四 ………… 一八三
真武汤一百五 ………… 一八三
乌梅丸一百六 ………… 一八四
干姜黄芩黄连人参汤一百七 ……… 一八四
白头翁汤一百八 ……… 一八五
赤石脂禹余粮汤一百九 ………………… 一八五
旋复代赭汤一百十 … 一八五
瓜蒂散百十一 ………… 一八六
蜜煎导汤百十二 ……… 一八六
烧裈散百十三 ………… 一八六
外门方 ……………………… 一八七
风池 ……………………… 一八七
风府 ……………………… 一八七
期门 ……………………… 一八七

大椎 ……………………… 一八七
桂枝加栝楼汤 ……… 一八七
小续命汤 ……………… 一八八
麻黄杏子薏苡甘草汤
…………………………… 一八八
麻黄加术汤 …………… 一八八

重编伤寒必用运气全书卷之一

五运六气枢要总论第一

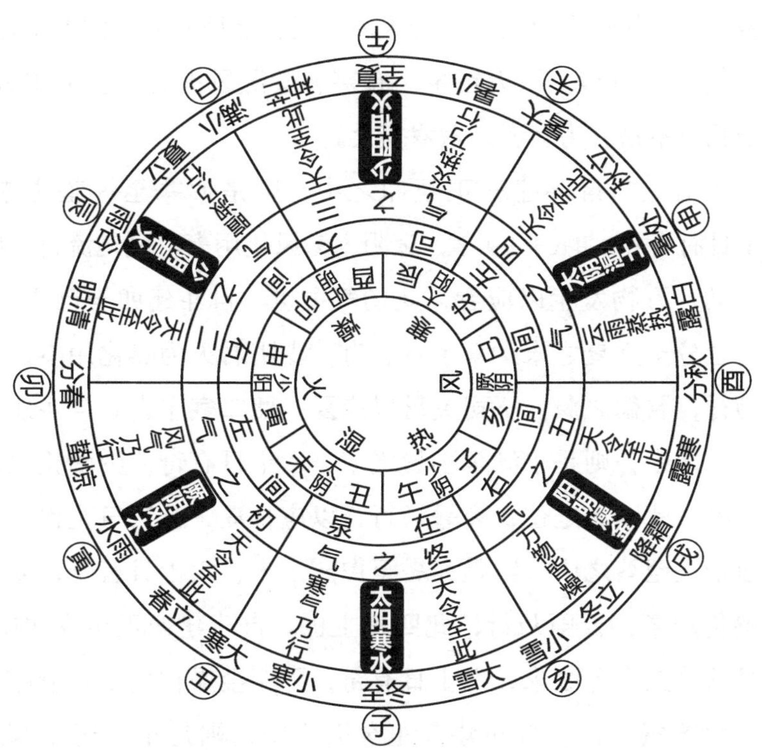

图1　五运六气枢要之图①

天分五气，地列五行，上经于列宿，下合于方隅，故丹天之气经于牛女奎壁，临于戊癸之位，故戊癸岁为**火运**；黅天之气经于心尾角轸，临于甲己之位，故甲己岁为**土运**；素天之气

① 五运六气枢要之图：原文前有一“右”字，系指代用，据文义删。

经于亢氐毕昴，临于乙庚之位，故乙庚岁为**金运**；玄天之气经于张翼娄胃，临于丙辛之位，故丙辛岁为**水运**；苍天之气经于危室柳鬼，临于丁壬之位，故丁壬岁为**木运**。此五运所经二十八宿，与十二支位，以纪五天之气，而立乎金木水火土五运以应之。然运有五，气有六，以君火、相火之化也。六气之化者，谓寒暑燥湿风火也，乃天之六气，然后三阴三阳上奉之。然六气曰主曰客，司天在泉，有寒暑燥湿风火之化。为主者，虽千载亦不易；为客者，六岁复会。

何谓主？自斗建丑正至卯之中，则是大寒至惊蛰之末，六十日有奇有奇谓八十七刻半，厥阴木为风化用事，风气流行，阳气发动，万物发生以应春，**此初气**主也。自斗建卯至巳之中，则是春分至立夏之末，六十日有奇，少阴君火为热化用事，暄淑乃行，君德之象，不司炎暑以应夏，**此二气**主也。自斗建巳正至未之中，则是小满至小暑之末，六十日有奇，少阳相火暑化用事，此司天之位，炎暑乃行，以应长夏，**此三气**主也。自斗建未正至酉之中，则是大暑至白露之末，六十日有奇，太阴土湿化用事，云雨乃行，**此四气**主也。自斗建酉正至亥之中，则是秋分至立冬之末，六十日有奇，阳明金燥化用事，清凉乃行，**此五气**主也。自斗建亥正至丑之中，则是小雪至小寒之末，六十日有奇，太阳水寒化用事，在泉之位，严凝乃行，**终气**主也。历法五日为候，三候为气，六气为时，一岁二十四气，七百二十气为三十年，一千四百四十气为六十年，太过不及，斯可见矣。且《经》曰：显明之右卯地，君火之位；君火之右，退行一步，相火治之；复行一步，土气治之；复行一步，金气治之；复行一步，水气治之；复行一步，木气治之。一步凡六十日有奇，六六三百六十日，春温夏热，秋凉冬寒，以成一岁之令，千载而一，则此主气之常也。故曰：地气静而守位。

何谓[①]客？子午之岁，**少阴**司天；丑未之岁，**太阴**司天；寅申之岁，**少阳**司天；卯酉之岁，**阳明**司天；辰戌之岁，**太阳**司天；巳亥之岁，**厥阴**司天，以客加主，而推其变。故曰：天气动而不息。

其六气之原则同，六气之绪则异，何也？盖天之气始于少阴而终于厥阴，地之气始于厥阴而终于太阳。是故当其时而行，变之常也；非其时而行，变之灾也。故月令有所谓春行夏秋冬之令，冬行春夏秋之令，此客加主之变也，故有德化政令之常，有暴风疾雨、迅雷飘雪[②]之变，冬有爍石之热，夏有凄风之清，此无他，天地之气胜复郁发之致也。是说也，五气丽乎太过不及之徵也。又有所谓平气者，故有天符、岁会、同天符、同岁会、太一天符，凡五者，所谓敷和、升明、备化、审平、静顺之纪也。何谓**天符**？如木运上见厥阴，运与司天合也。何谓**岁会**？如木运临寅卯，火运临巳午[③]，运与年辰合也。何谓**太一天符**？火运上见少阴，年辰临午之类。至于同天符同岁会，以太过下加而然，如木运太过，下加厥阴，曰**同天符**；火运不及，下加少阴、少阳之类，曰**同岁会**。《素问·六微旨论》曰：天符为执法，岁位为行令，太一天符为贵人。邪之中执法者，其病

---

① 谓：原作“请”，据上下文义改。

② 飘雪：原作“飘雷”，据文义改。

③ 木运临寅卯，火运临巳午：此说欠准确，当参考《素问·六微旨大论》中：“木运临卯，火运临午，土运临四季，金运临酉，水运临子，所谓岁会，气之平也。”

速而危；中行令者，其病徐而持；中贵人者，其病暴而死。惟有岁气之平，天地之气得其中，则民无灾变。然灾变之异，固自前五者而然，又有所谓胜复而致变者，如木运不及则金胜，火为木之子，复能胜金，则肺反受邪；土运不及则木胜，金为土之子，复能胜木，则肝反受邪，如是之类，是谓**胜复**。胜复之作，子为母复仇也。何谓**化气**？如甲己化土，以甲己起丙寅，数至戊辰，辰为龙，龙有变化之象，戊为土，故甲己化土，余仿此。何谓**正化对化**？《玄珠》曰：六气分正化对化，厥阴正司于亥，对化于巳；少阴正司于午，对化于子；太阴正司于未，对化于丑；少阳正司于寅，对化于申；阳明正司于酉，对化于卯；太阳正司于戌，对化于辰。正司化令之实，对司化令之虚。为医之道，须明运气，运气之旨，有太过有不及，有阴阳相乘，有胜有复。若夫脉与气应则平，故曰从其气则和，违其气则病。然有未至而至，至而不至，难以一言括，在乎参之而已。是书也，盖本《素问》《灵枢》及《运气论奥图说》，后以广平程氏《括例》类编归一，扩而充之，增入精微指要，至于胜复论，新详注解备载，逐日司天加临民病，一遵仲景方法治之，兹特论其大略云。

论五天五运之气第二

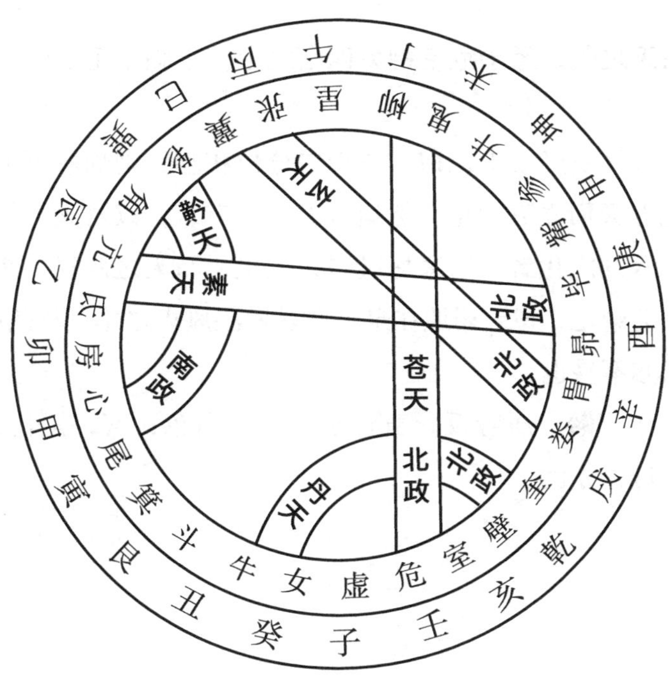

图 2　五天五运之图

天分五气，地列五行，五气[1]分流散于其上，经于列宿，下合方隅，则命之以[2]为五运。

丹天之气，经于牛女奎壁四宿之上，下临戊癸之位，立为火运。

黅天之气，经于心尾角轸四宿之上，下临甲己之位，立为土运。

素天之气，经于亢氐昴毕四宿之上，下临乙庚之位，立为

① 五气：原作“工气”，据《素问入式运气论奥》改。
② 以：原字漫漶不清，据《素问入式运气论奥》补。

金运。

玄天之气，经于张翼娄胃四宿之上，下临丙辛之位，立为水运。

苍天之气，经于危室柳鬼四宿之上，下临丁壬之位，立为木运。

此五气所经二十八宿，与十二分位相临，则灼然可见，因此以纪五天而立五运也。然运有五，气有六，以君火、相火之化也。六气之化者，谓寒暑燥湿风火也，乃天之六气，然后三阴三阳上奉之，司天司地在泉，寒暑燥湿风火之化，从此而生，虽千载亦不易也。

新注：**黅**，居吟反，黄色也；素，白色；玄，黑色；苍，青色；丹，赤色。

论五音建运之气第三

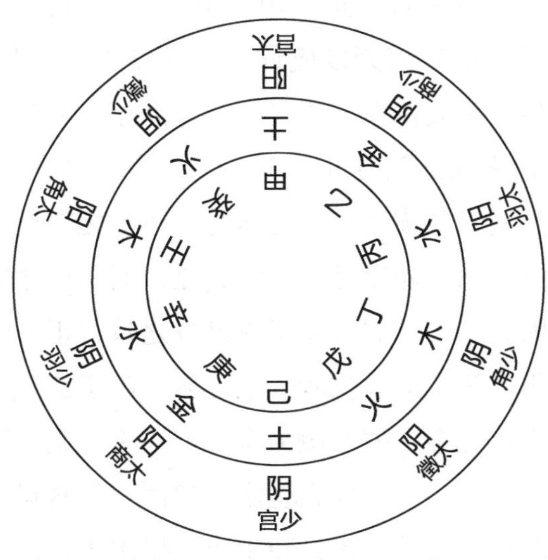

图 3　五音建运之图

五音者，五行之音声也，土曰宫，金曰商，木曰角，火曰徵，水曰羽，在阳年则曰太，在阴年曰少，《晋书》曰：

角，触也，象诸阳气触动而生，其位丁壬岁也。

徵，止也，言物盛则止，其位戊癸岁也。

商，强也，谓金性之坚强，其位乙庚岁也。

羽，舒也，阳气将复，万物慈育而舒生，其位丙辛之岁也。

宫，中也，中和之道，无往而不理，又总堂室奥阼[1]而谓之宫，所围不一，盖土亦以通贯于金木水火，王于四季，荣于四藏，皆总之之意也，其位甲己[2]岁也。

---

① 奥阼：指屋宇之内。《礼记·仲尼燕居》："目巧之室则奥阼。"奥，室之西南隅；阼，堂之东阶。

② 甲己：原字漫漶不清，据文义补。

故五运从十干起，甲为土也，土生金，故乙次之，金生水，故丙次之，如此五行相生而转。甲为阳，乙为阴，亦相间而数，如环之无端，详其五音五运之由，莫不上下相召、小大相乘、同归于治而已。是故因刻以成日，因日以成月，因月以成岁，递相因以制用。虽太古占天望气，定位之始，见黅天之气横于甲己为土运，素天之气横于乙庚为金运，玄天之气横于丙辛为水运，苍天之[①]气横于丁壬为木运，丹天之气横于戊癸为火运，则莫不有从焉。若以月建之法论之，则立运之因，又可见也，何哉？丙者，火之阳，建于甲己岁之首，正月建丙寅，丙火生土，故甲己为土运。戊者，土之阳，建于乙庚岁之首，正月建戊寅，戊土生金，故乙庚为金运。庚者，金之阳，建于丙辛岁之首，正月建庚寅，庚金生水，故丙辛为水运。甲者，木之阳，建于戊癸岁之首，正月建甲寅，甲木生火，故戊癸为火运。壬者，水之阳，建于丁壬岁之首，正月得壬寅，壬水生木，故丁壬为木运。是五运皆生于正月建干，岂非日月岁时相因而制用哉！

王，音旺。**藏、间**，并去声。**召**，音招。

---

① 之：原文缺，据文义补。

论天地六气第四

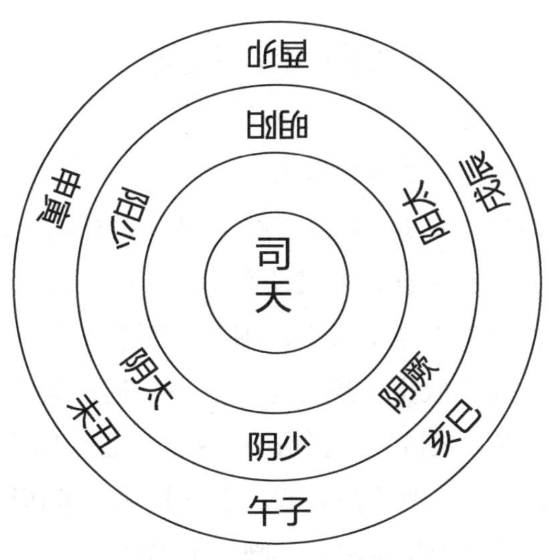

图 4　天地六气之图

《经》曰：天地合气，六节分而万物化生矣。然地列五行者，言其用也，分支于十二，自五行阴阳之气以布八方，盖天气降而下，则地气迁而上，咸备五行之化气，然后合其用，观万物未尝不因天地之气而化生之也。地之气静而常，天之气动而变，其六气之源则同，六气之绪则异，何哉？盖天之气始于少阴，而终于厥阴，《经》曰“少阴所谓标，厥阴所谓终”是也。地之气始于厥阴木，而终于太阳水，《经》曰“显明之右，君火之位”者，其绪是也。然不同之绪乃天真、坤元二气相因而成焉。故天之六元气，反合地十二支，以五行正化对化符其绪，则：

少阴司子午　**太阴**司丑未

少阳司寅申　**阳明**司卯酉

太阳司辰戌　**厥阴**司巳亥

天气始终之因如是而已。地之六气，反合天之四时，风热暑湿燥寒为其绪。则：

厥阴风木主春　**少阴君火**主春末夏初

少阳相火主夏　**太阴湿土**主长夏

阳明燥金主秋　**太阳寒水**主冬

地气终始之因如是而已。《经》曰“天有阴阳，地亦有阴阳”者，乃上下相临也。天气动而不息，故五岁而右迁；应地气静而守位，天气不加于君火，则五岁而余一气，右迁相火之上，以君火不立岁故也。地之纪，五岁一周；天之纪，六朞[1]一备。五岁一周，则五行之气遍；六朞一备，则六气之位周。与干加支之绪小同，取阴阳相错，上下相乘，毕其纪之之意也。以五六相合，故三十年一纪之，则六十年矣。

少阴少阳之**少**、相火之**相**，并去声，后并同；**朞**、**乘**，并平声。

① 朞：同“期”，此处意同“岁”。

论纪运第五

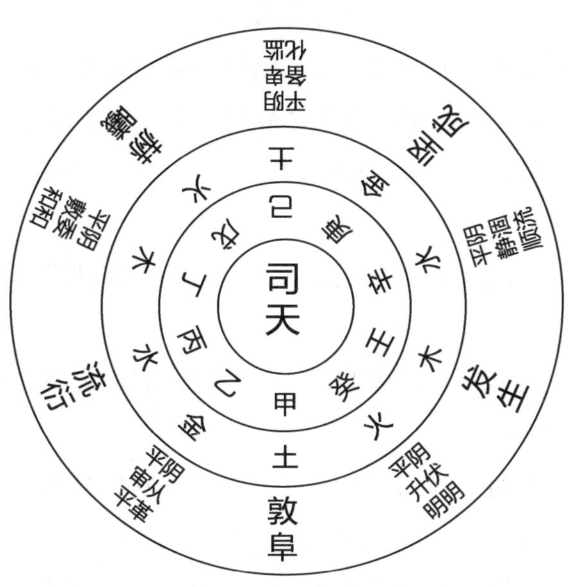

图 5　纪运之图

十干之中，五阴五阳也，立为五运，太过不及，互相乘之。其不及之岁，则所胜者来克，盖运之虚故也。则其间自有岁会、同岁会，亦气之平，外有年辰相合，及交气日时干相合，则得为己助，号曰平气，乃得岁气之平，其物生脉应皆必合期，无先后也，圣人立名以纪之。假令辛亥岁水运，当云平气，何也？辛为水运阴年，遇亥属北方水，相佐则水气乃平。假令癸巳年火运，亦曰平气，何也？癸为火运阴年，巳属南方火，相佐则火气乃平。又每年交初气于年前大寒日，假令丁亥交司之日，过日期与壬合，名曰干德符。符者，合也，便为平气。若交司之时遇壬，亦曰干德符，除此交初气日时之后相遇，皆不相济也，余皆仿此。所谓甲己合、乙庚合、丙辛合、丁壬合、戊癸合是也。又阴年中，若逢月干皆符合相济，若未逢胜而见之干合者，亦为平气。若行胜已后，行复已毕，逢月干者，即得正位，则太过、不及、平气纪岁者，常推而纪之。故平气之岁，不可预纪之，十干之下，列以阴阳年而纪者，此大概设此，庶易知也。平气纪，须以当年之辰日时干，依法推之。是以：

木运，大角[①]，岁曰发生太过；少角，岁曰委和不及；正角，岁曰敷和平气。

火运，大徵，岁曰赫曦太过；少徵，岁曰伏明不及；正徵，岁曰升明平气。

土运，大宫，岁曰敦阜太过；少宫，岁曰卑监不及；正宫，岁曰备化平气。

金运，大商，岁曰坚成太过；少商，岁曰从革不及；正商，岁曰审平平气。

水运，大羽，岁曰流衍太过；少羽，岁曰涸流不及；正羽，岁曰静顺[②]平气。

各以纪之也，若气之平则同正化，无太过与不及也。又详太过[③]运中，有为司天之气所抑者，亦为平气，则赫曦之纪，寒水司天二年，坚成之纪，二火司天四年，皆平气之岁也。

---

① 大角："大"即"太"，"大角"即"太角"，下文大徵、大宫等同。
② 静顺：原作"顺静"，据文义改。
③ 太过：原作"大过"，据文义改。

论六气时日灾变政令施化第六

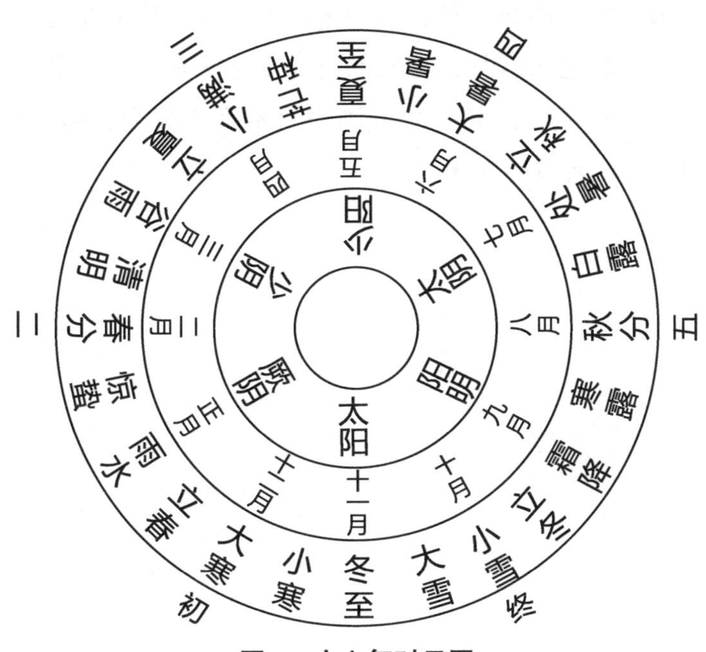

图6　交六气时日图

阴阳相遘，分六位而寒暑弛张，日月推移，运四时而气令更变。故《经》曰：显明之右，君火之位。显明之日即卯位也，君火之右，退行一步，相火治之；复行一步，土气治之；复行一步，金气治之；复行一步；水气治之；复行一步，木气治之者，乃六气之主位也。自十二月中气大寒日，交木之初气；次至二月中气春分日，交君火之二气；次至四月中气小满日，交相火之三气；次至六月中气大暑日，交土之四气；次至八月中气秋分日，交金之五气；次至十月中气小雪日，交水之六气。每气各主六十日八十七刻半，总之乃三百六十五日二十五刻，共周一岁也。若岁列之余及小月之日则不及也，但推之历日，依节令交气，此乃地之阴阳，所谓静而守位者也。常为每岁之主气，寒暑燥湿风火者，乃六气之常纪。气应之不同者，又有天之阴阳，所谓动而不息，自司天在泉、左右四间是也，轮行而居其上，名之曰客气，客气乃行岁中之天命，天命所至，则又有寒暑燥湿风火之化，主气则当只奉客之天命，客胜则从，主胜则逆，二者有胜而无复矣。

论南北政第七

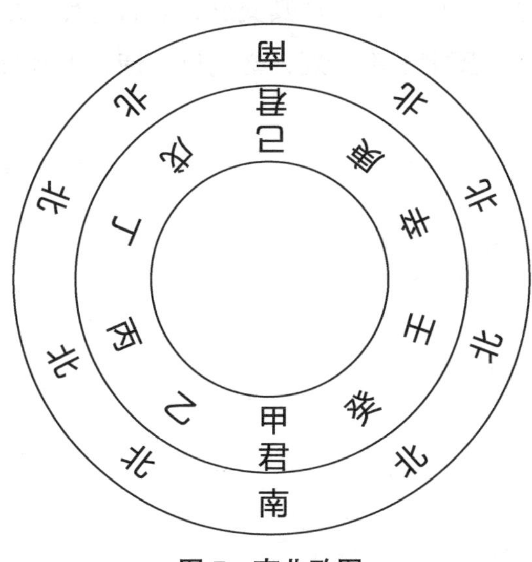

图 7　南北政图

运用十干起，则君火不当其运也。六气以君火为首，五运以湿土为尊，故甲己土运为南政，盖土以成数，贯金木水火，位居中央，君尊南面而行令，余四运以臣事之，面北而受令，所以有别也。而人脉应之，甲己之岁二运，南面论脉，则寸在南，而尺在北，少阴司天，两寸不应；少阴在泉，两尺不应。乙、丙、丁、戊、庚、辛、壬、癸之岁四运，面北论脉，则寸在北，而尺在南，少阴司天，两尺不应；少阴在泉，两寸不应。乃以南为上，北为下，正如男子面南受气，尺脉常弱，女子面北受气，尺脉常盛之理同，以其阴气沉下，故不应耳。六气之位，则少阴在中，而厥阴居右，太阴居左，此不可易也。其少阴则主两寸尺，厥阴司天在泉当在右，故右不应；太阴司天在泉当在左，故左不应。依南政而论尺寸也，若覆其手诊之，则阴沉于下，反沉为浮，细为大，又《经》曰：尺寸反者死，阴阳交者死。先立其年，以知其气，左右应见，然后乃可言死生之逆顺者，更在诊以别之，详其交反，而后造死生之微也。

反沉为浮，**反**字平声。**别**，必列反。**造**，七到反。

伤寒南北二政司天括法第八

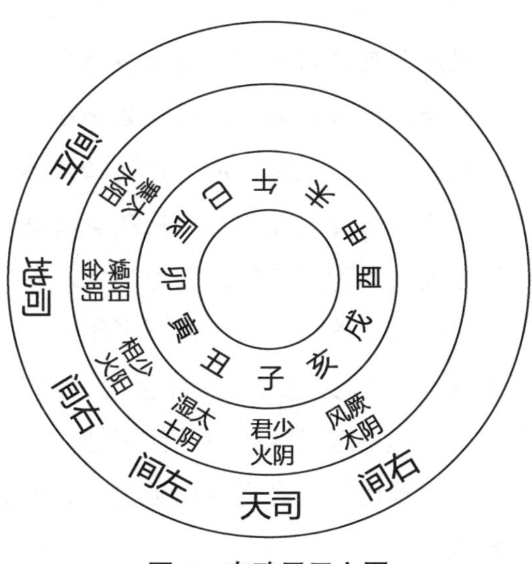

图 8　南政司天之图

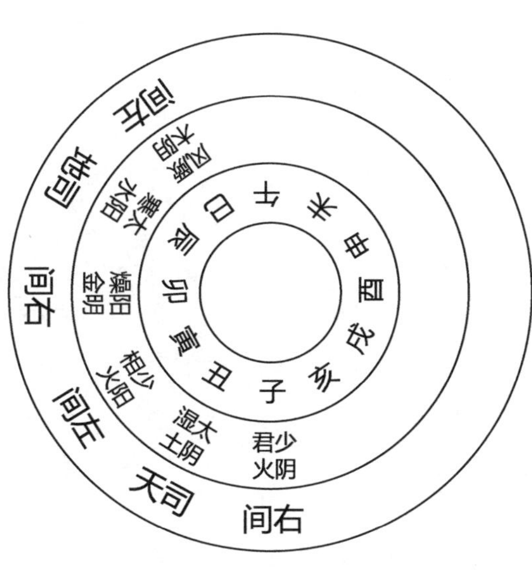

图 9　北政司天之图

南政司天甲子己丑年顺迁

北政司天乙丑金木水火上逆迁

歌云：

岁辰之气是司天，左进三辰为在泉，
天皆南面言左右，北地左右面南言，
司天便为三气客，地为终气必应然，
地左间居终之气，欲知地气自排连。

司天主一年之天气，为前三气，管上半年。

司地主一年之地气，管后三气，主下半年。

诀法：一年移一位，以至六居而环会矣，然上下相临，阴阳相错而变由生也。气相得则和，不相得则病，主胜客则病为逆也，客胜主则病为顺也。主客之胜而无复也，所为三阴三阳，自[①]有盛衰之理也。

① 自：原文漫漶不清，据文义补。

重编伤寒必用运气全书卷之二

太医司业刘温舒　图论

鳌峰熊宗立　重编

论岁中五运第九

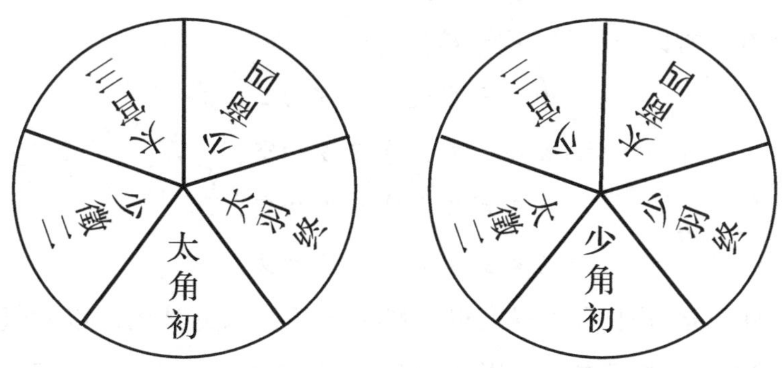

图 10　岁中五运之图

地之六位，则分主于四时，天之五运，亦相生而终岁度，在《素问》篇中，止见于《六元正纪大论》，每十岁一司天，文中云初、终、正而已。此则是一岁主运也，每运各主[①]七十三日零五刻，总五运之数，则三百六十五日二十五刻，共成一岁。盖将当年年干起，一岁中通主三百六十五日，大运为主，将岁之主运上下因之，而各大少五音[②]也。若当年是木合，自大角而下生之，故曰初正太角木生少徵火，少徵火生大宫土，大宫

① 主：原作“天”，据文义改。

② 各大少五音：各，《素问入式运气论奥》作“名”，“大少”当作“太少”，后文“大角”“大宫”“大徵”等均当作“太角”“太宫”“太徵”等。

土生少商金，少商金生大羽水，则为终，亦以太过不及随之也。若当年少宫为大运，则上下因之，少宫土上乃见[1]火，故曰大徵，大徵火上乃见木，故曰少角，则主运自少角起，故初而至少羽水为终矣，木为初之运，大寒日交；火为二之运，春分后十三日交；土为三之运，小满后二十五日交；金为四之运，大暑后三十七日交；水为五之运，秋分后四十九日交，此乃一岁之主运，有大少之异也。按《天元玉册》截法中，又有岁之客运，行于主运之上，与六气主客之法同，故《玉册》曰：岁中客运者，常以应干前二干为初运。

申子辰岁大寒日寅初交，
亥卯未岁大寒日亥初交，
寅午戌岁大寒日申初交，
巳酉丑岁大寒日巳初交。

此五运相生而终岁度也，然于《经》未见其用，以六气言之，则运亦当有主客，以行天令。盖五行之运，一主其气，岂四而无用，不行生化者乎？然当年大运乃通主一岁，如司天通主上半年之法，《玄珠》指此，以谓六元还周，言《素问》隐一音也。按《天元玉册》截法言，五运之客，互主一岁，则经所载者，乃逐年之主运也，明当以《玉册》为法，则其义通，《玄珠》之说，补注亦不取之。

---

① 乃见：原文缺，据《素问入式运气论奥》补。

论五虎元建第十

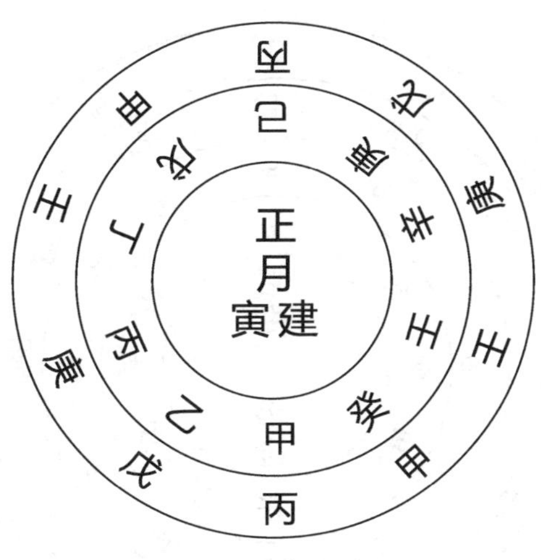

图 11　五虎元建图

夫十二支为十二月，则正月寅、二月卯是也。甲己之岁，正月建**丙寅**；乙庚之岁，正月建**戊寅**；丙辛之岁，正月建**庚寅**；丁壬之岁，正月建**壬寅**；戊癸之岁，正月建**甲寅**，乃用十干建于寅上。观其法，甲子年为首，六十甲子内，初见者先建之，次见者次建之。故丙寅为初，戊寅为次，依先后循而转之可见也。以六十甲子立位，既转于其上，以终其纪者明矣，建时贴用日干同法。若五运阴年不及之岁，大寒日交初气，其日时建干[①]与年干合者，谓之曰“干德符”，当为平气，非过与不及[②]也，略举此以明其用而已。

---

① 干：原文缺，据《素问入式运气论奥》补。

② 及：原文缺，据《素问入式运气论奥》补。

论手足经第十一

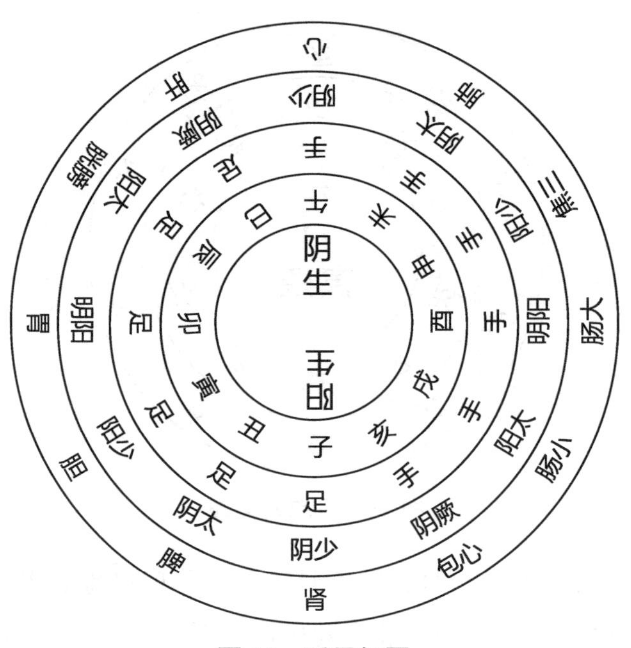

图 12　手足经图

《经》曰：五脏十二节，皆通乎天气者，乃论手足经三阴三阳也。其十二经，外循身形，内贯脏腑，以应十二月，即十二节也。五脏为阴，六腑为阳，一阴一阳乃为一合，即六合也。手经之脉，自两手起，足经之脉，自两足起，以十二辰言之，盖阴生于午，阴上生故曰**手经**。阳生于子，阳下生故曰**足经**。手足经所以纪上下，又心、肺、心包在上，属手经；肝、脾、肾在下，属足经，亦其意也。脏腑同为手足经者，乃一合也。心包非脏也，三焦非腑也，然三焦有名无形，上合于手心主包络，下合右肾，谒道诸气[①]，共为十二经也。

---

① 谒道诸气：《素问入式运气论奥》作"主谒道诸气"。

论主气第十二

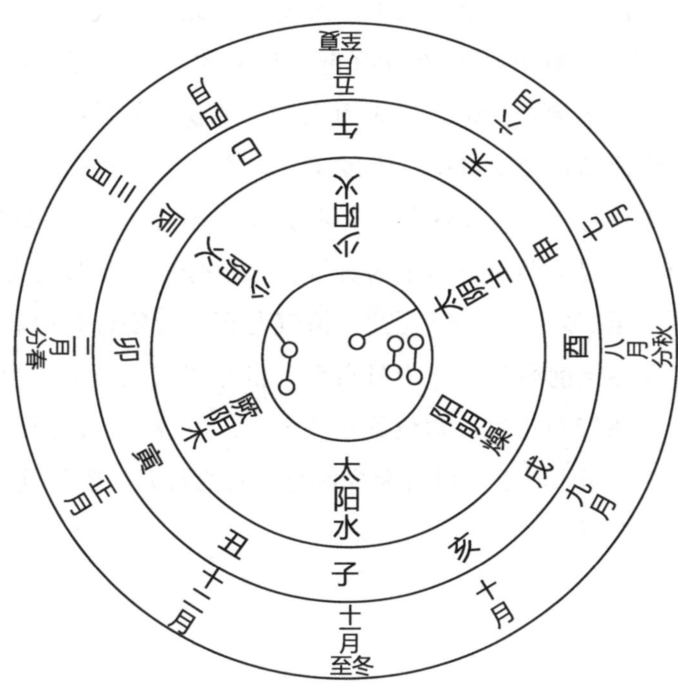

图 13　逐年主气之图[①]

地气静而守位，则春温、夏暑、秋凉、冬寒，为岁岁之常令[②]，四[③]时为六气之所主也。厥阴木为初气者，方春气之始[④]也；木生火，故少阴君火、少阳相火次之；火生土，故[⑤]太阴

---

① 逐年主气之图原图中心点线形状较散乱，参《素问入式运气论奥》，当为北斗七星图，“[北斗七星图形]”。

② 令：原文缺，据《素问入式运气论奥》补。

③ 四：原文缺，据《素问入式运气论奥》补。

④ 之始：原文缺，据《素问入式运气论奥》补。

⑤ 故：原文缺，据《素问入式运气论奥》补。

土次之；土生金，故阳明金次之；金生水，故太阳[①]水次之，皆相生而布其[②]令，莫不感有绪焉。木为初气[③]，主春分前六十日有奇，自斗建丑正至卯之中，天度[④]至此，风气乃行也。君火为二气，主春分后六十日有奇，自斗建卯正至巳之中，天度[⑤]至此，暄淑乃行也。相火为三气，主夏至前后各三十日有奇，自斗建巳正至未之中，天度至此，炎热乃行也。土[⑥]为四气，主秋分前[⑦]六十日有奇，自斗建未正至酉之中，天度至此，云雨乃行，湿蒸乃作也。金为五气，主秋分后六十日有奇，自斗建酉正至亥之中，天度至此，清气乃行，万物皆燥也。水为六气，主冬至前后各三[⑧]十日有奇，自斗建亥正至丑之中，天度至此，寒气乃行也。六位旋相主气[⑨]，以成一岁，则天之六气，每岁转居于其上，以行天令者也，其交日时，前已具载矣。

旋，去声。

---

① 阳：原文缺，据《素问入式运气论奥》补。
② 其：原作“贝”，据《素问入式运气论奥》改。
③ 气：原文缺，据《素问入式运气论奥》补。
④ 度：原文缺，据《素问入式运气论奥》补。
⑤ 度：原作“廣”，据《素问入式运气论奥》改。
⑥ 土：原作“上”，据文义改。
⑦ 秋分前：原文漫漶不清，据《素问入式运气论奥》补。
⑧ 三：原作“二”，据文义改。
⑨ 主气：原作“三气”，据文义改。

论客气第十三

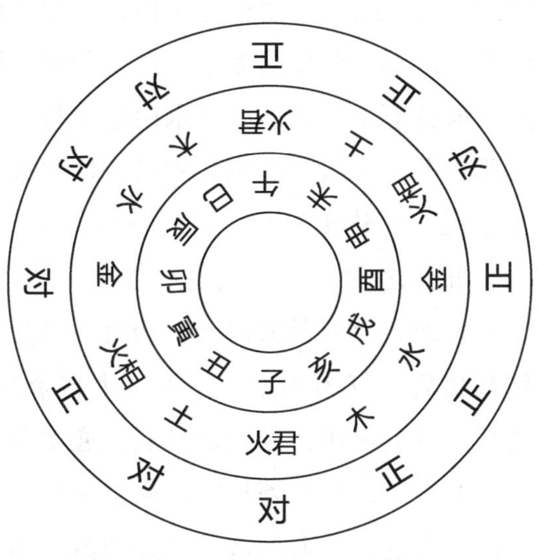

图 14　逐年客气之图

六气分上下左右而行[①]天令，十二支分节令时日而司地化，上下相召，而寒暑燥湿风火与四时之气不同者，盖相临不一而使然也。六气司于十二支者，有正对之化也。然厥阴所以司于巳亥者，何也？谓厥阴木也，木生于亥，故正化于亥，对化于巳也。虽有卯为正木之分，乃阳明金对化也，所以从生而顺于巳也。少阴所以司于子午者，何也？谓少阴为君火尊位，所以正得南方离位，故正化于午，对[②]化于子也。太阴所以司于丑未者，何也？谓太阴为土，土属中宫，寄于坤位西南，居未分也，故正化于未，对化于丑也。少阳所以司于寅申者，何也？

---

① 行：原作“何”，据《素问入式运气论奥》改。

② 对：原作“闲”，据《素问入式运气论奥》改。

谓少阳相火位卑于君火也，虽有午位君火居之，火生于寅，故正化于寅，对化于申也。阳明所以司于卯酉者，何也？谓阳明为金，酉为西方，西方属金，故正化于酉，对化于卯也。太阳所以司于辰戌者，何也？谓太阳为水，虽有子位，以居君火对化，辰戌属土，水虽土用，孟子曰：水由地中行，斯可见。一水乃伏土中，即六戊，天门戌是也；六己，地户辰是也。故水虽土用，正化于戌，对化于辰也。此《玄珠》之说，已详矣，莫不各有因焉。此天之阴阳，合地之十二支，动而不息者也。但将年律起当年司天，数至者为司天，相对一气为在泉，余气为左右间，用在泉后一气为初之气，主六十日余八十七刻半。至司天为三之气，主上半年，自大寒日后，通主上半年也。至在泉为六气，主下半年，自大暑日后，通主下半年也。少阴子为首，顺行又常为太过，司天太过不及亦间数，则与十干起运图上下相合也。故《经》曰：岁半已[①]前，天气主之，岁半已后，地气主之者，此也。天之六气客也，将此客气布于地之六气步位之上，则有气化之异矣，《经》曰：上下有位，左右有纪者，谓司天曰上，位在南方，则面北立左右，乃左西右东也；在泉曰下，位任北方，则面南立左右，乃左东右西也，故上下异而左右殊，《六微旨论》曰："少阳之右，阳明治之"之绪者，乃南面而立，以阅气之至也，非论上下左右之位，而与"显明之右，君火治之[②]"之意同，谓面南视之，指位而言也。

---

① 已：同"以"，下同。

② 显明之右，君火治之：原文"右、君"两字缺损，据《素问入式运气论奥》补。

论天符第十四

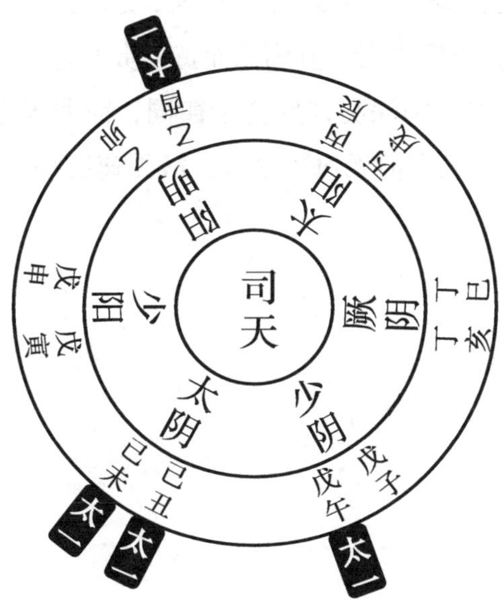

图15　天符之图

阴阳交遘，上下临御，而后淫胜郁复之变，此大法也。司天者，司之为言直[①]也，主行天之令，上之位也。岁运者，运之为言动也，主天地之间人物化生之气，中之位也。在泉者，主地之化，行乎地中，下之位也。一岁之中，有此上中下三气各行化令，而气偶符会而同者，则通其化，虽无克复之变，则有中病徐暴之异。是谓当年之中，司天之气与中气运同者，命曰**天符**。符之为言，合也，天符共十二年。而十二年[②]之中，又有与当年十二律五行同者，又是岁会，命曰太一天符。太一

① 直：同“值”，值守担当。

② 十二年：原文作“一二一”，据《素问入式运气论奥》改。

者，所以尊之之号也，谓一者天会，二者岁会，三者运[1]会，上有四年，不论阴年阳年，皆曰天[2]符，故《经》曰：天符为执法，岁位为行令，太一天符为贵人，邪之中人，则执法者，其病速而一[3]；行病[4]者，其病徐而持；贵人者[5]，其病暴而死。盖以气令，故中人则深矣，岁会于律同，而非天令，则所以言行令者。注曰：象方伯无执法之权，故无速害病，但执持而已。

---

① 运：原字漫漶不清，据《素问入式运气论奥》补。
② 天：原文作“一”，据《素问入式运气论奥》改。
③ 速而一：《素问》为“速而危”。
④ 行病：按文义当为“行令”。
⑤ 者：原作“一”，据文义改。

论岁会第十五

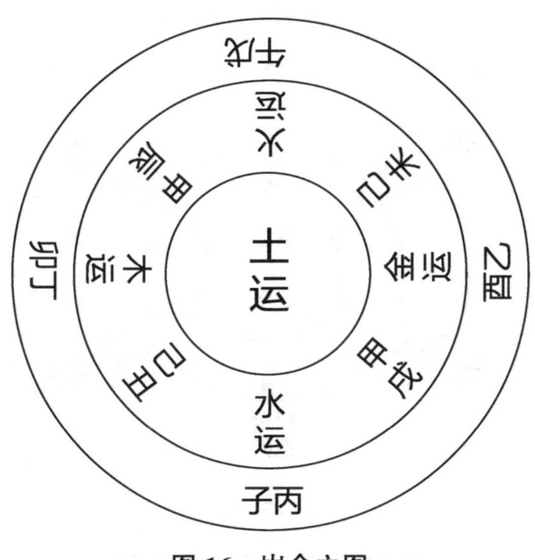

图 16　岁会之图

夫当年十干建运，与年辰十二律五行相会，故曰岁会。气之主也，则不以阴年阳年，乃是取四时正中之月为四直承岁，子午卯酉是也。而土无正位，各寄王于四季之末一十八日有奇，则通论承岁，辰戌丑未是也，已上共八年。外有四年，壬寅皆木，庚申皆金，是二阳年；癸巳皆火，辛亥皆水，是二阴年，亦是运与年辰相会，而不为岁会者，谓不当四年正中之令故也。除二阳年，则癸巳、辛亥二阴年，虽不名岁会，亦上下五行相佐，皆为平气之岁，物生脉应皆合，期无先后，岁会八年中，内四年与司天气同，已入太一天符也。

论同天符同岁会第十六

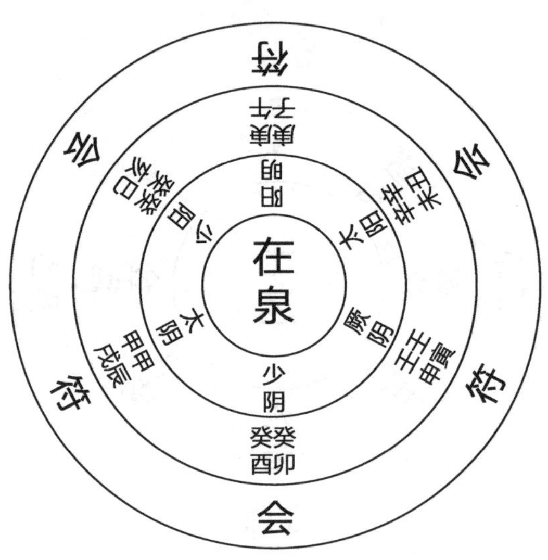

图 17　同天符同岁会之图

六气循环，互司天地，太过不及，随于阴阳，制而为准，上中下气，轮有符合。天符岁会，前已载之，运气与在泉合其气化，阳年曰**同天符**，阴曰**同岁会**。故六十年中，太一天符四年，天符十二年，岁会八年，同天符六年，同岁会六年。五者离而言之共三十六年，合而言之止有二十七年[①]。经言：二十四岁者，不言岁会也，不可不审，如是则通，变行有多少，病形有微甚，生死有早晏，按经推步，诚可知矣。

---

① 二十七年：当作“二十六年”，因太乙天符 4 年，已在天符 12 年中；岁会 8 年，有 4 年在天符中，有 2 年在同天符中，故当为 26 年。

论胜复新注第十七

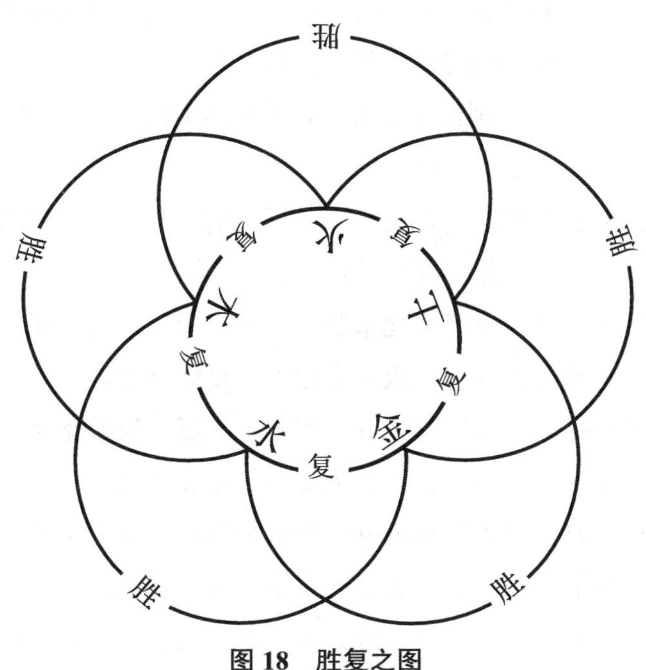

图 18　胜复之图

运有盛衰，气有虚实，更相迎随，以司岁也。

阳盛阴衰，如土运，甲阳而己阴也。阴虚阳实，如六气，子实而丑虚也。迎随如六十甲子，一阳一阴，盛衰实虚，迎相接送，以司岁也。

故《经》曰“有余而往，不足随之，不足而往，有余从之”者，此也。故运互有太少胜复之变作矣。

《经》,《素问》《内经》也，阳年有余，阴年不足，阳曰太，阴曰少，胜复说见下文。

太过则先天时化，以气胜实，故不胜者受邪。不及则后天时化，以气衰虚，故胜己者来克，被克之后，必待时而复也。

阳年曰太过，为先天气；阴年曰不及，为后天气。先天气实而得胜，如甲岁，则脾土胜实也，不胜者肾水受邪而病也。后天气衰虚，如己岁，不及故不胜，则脾土受胜己者肝木来克，故脾土受邪而病，必待得时肺金而救之。

行复于所胜，则已不能前，故待得时则子当王，然后为母复仇也。王：音旺；为，去声。

如己岁脾土被肝木之克，则已不能前，必待肺金得时而旺，复来克肝木，是子救母而复其仇也。

如木运少角，岁金清化来胜，则子火为复，反热化胜金。

如丁岁肺金克肝木，火为木之子，复能克金。

火运少徵，岁水寒化来胜，则子土为复，反湿化胜水。

如癸岁肾水克心火，土为火之子，复能克水。

土运少宫，岁木风化来胜，则子金为复，反清化胜水。

如己岁肝木克脾土，金为土之子，复能克木。

金运少商，岁火热化来胜，则子水为复，反寒化胜火。

如乙岁，心火克肺金，水为金之子，复能克火。

水运少羽，岁土湿化来胜，则子木为复，反风化胜土。

如辛岁脾土克肾水，木为水之子，复能克土。

故言胜复同者，此也。

五运不及之岁，各有胜有复，故言同也。

《玄珠》论六气，有正化、对化之司。若正司化令之实甚，则胜而不复；对司化令之虚微，则胜而有复。胜甚则复甚，胜微则复微，所谓邪气化日也。如是气不相得，则邪气中人而疾病矣。

《玄珠》是启玄子王冰所撰，世无传者，今有《玄珠》十卷，盖后人附托之文，虽非王氏之书，亦于《素问》中间颇有发明也。此引《玄珠》论六气有正化、对化，假如甲子、甲午岁太宫土运，少阴火司天，阳明金在泉，土数五，曰雨化五；火数二，曰热化二；金数四，曰燥化四，此谓正化之日也。土则司令之得实，故脾土能胜肾水，木为水之子，不能复也。又如乙丑、乙未岁，少商金运，太阴司天，太阳在泉，曰热化，曰寒化，对司化令之虚微，肺金受邪，不胜心火之克，必待肾水寒化，而子复母之仇，而火热亦化，是曰对司化令，所谓邪气化日也，详见《内经·六元正纪大论》。

然天地之气，亦行胜复，故《经》曰："初气终三气，天气主之，胜之常也；四气尽终气，地气主之，复之常也。"盖胜至则复，复已而胜，故无常气乃止，复而不胜，则是生气已绝，故曰伤生也。

初气终三气，大寒至小暑，天气常胜。四气尽终气，大暑至小寒，地气常复。盛则必衰，阳消阴长，胜复自然之理。是故胜至则复，复已而胜，复而不胜，是子不能复母仇，则生气已绝矣。

又岁气太过，则不胜者受邪，若得其实，而又欺侮其所不胜已者。

如戊午岁，火气之太过，则肺金不胜而受邪，火既得盛而太过，愈加凌侮，而克金之不能胜已者。

运不及，所胜者来克，乘气之虚，又为不胜已者凌侮，如是终必受邪，以元[1]非胜己之气，必自伤也。故曰侮反受邪，此之谓也。

如己丑岁，土运不及，所胜者是肝木，乘脾土气虚而来克，

---

① 元：原来，本来。

又被不胜己者肾水之欺侮，愈助肝木之邪，必待子复母之仇，则不胜己者必自伤也，故曰侮反受邪。

五行之变如是不一，则在气候以别之矣。别，必列反。

气平而相得者，所以道其常，气不平而相贼者，所以观其变也。

重编伤寒必用运气全书卷之三

广平程德齐浦云　精要
鳌峰熊宗立道轩　重编

论逐年主气定局第十八[①]

初气
大寒至惊蛰终
厥阴风木风气流行万物发生
二气
春分至立夏终
少阴君火君德之象不司炎暑
三气
小满至小暑终
少阳相火暑令用事炎暑乃行
四气
大暑至秋分终
太阴湿土湿化用事云雨泽降
五气
秋分至立冬终
阳明燥金燥化用事清凉乃行
终气
小雪至小寒终
太阳寒水寒化用事严凝乃行

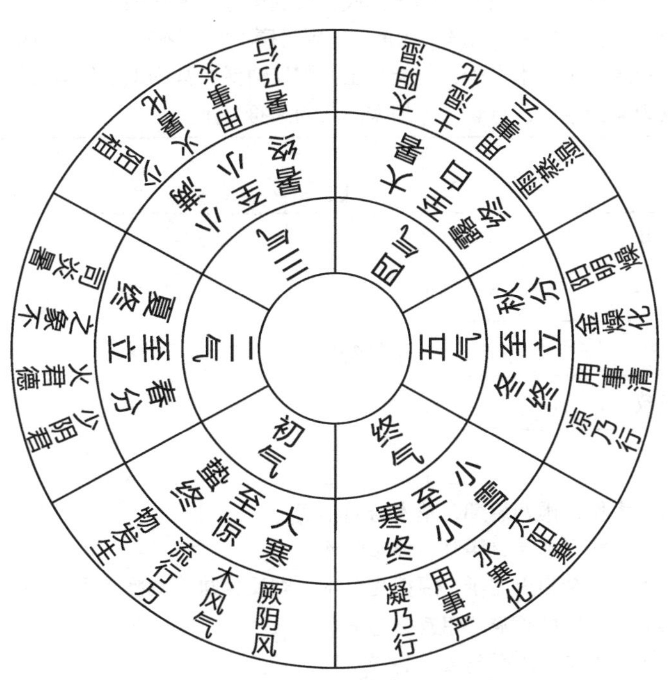

图 19　主气之图

五天五运，太过、不及、平气，音建纪运。

南北二政，流行政令，实虚胜复，逐年主气定局第十八。

① 论逐年主气定局第十八：原文无标题，据原目录及上下文标题补。

甲己岁气土化之图[①]

甲

<table>
<tr><td>岁土太过</td><td rowspan="5">是岁泉涌河溢，涸泽亦生鱼，风雨大至，土崩溃，鳞[②]见于陆。

平气备化</td></tr>
<tr><td>岁运黅天</td></tr>
<tr><td>敦阜之纪</td></tr>
<tr><td>甲岁南政</td></tr>
<tr><td>太宫之音</td></tr>
<tr><td colspan="2">岁气雨湿流行，至阴内实，物化充成，其变震惊，飘骤崩溃
肾水受邪，病则腹痛，清厥，体重，甚则足痿不收，脚痛，中满，四肢不举
脾土胜肾水，木为水之子，复能克土，则反溏泄，甚则太溪绝者死
临辰戌为岁会甲辰、甲戌，下加太阴为同天符同上</td></tr>
</table>

己

<table>
<tr><td>岁土不及</td><td rowspan="5">平气备化</td></tr>
<tr><td>岁运黅天</td></tr>
<tr><td>卑监之纪</td></tr>
<tr><td>己岁南政</td></tr>
<tr><td>少宫之音</td></tr>
<tr><td colspan="2">岁气风寒大作，雨乃愆期，草木秀而不实
脾土受邪，病则飧泄，霍乱，体重腹痛
肝木克脾土，金为土之子，复能克肝木，则反胸胁[③]暴痛，下引小腹
临辰戌丑未为岁会甲辰、甲戌、己丑、己未
上见太阴，为太一天符己丑、己未
上临厥阴，流水不冰，蛰虫来见，民乃康</td></tr>
</table>

---

① 甲己岁气土化之图：原文言图，实则为表，下同。

② 鳞：原文缺，据《素问·气交变大论》补。

③ 胸胁：原文字迹不清，据《素问·气交变大论》补。

乙庚岁气金化之图

乙

<table>
<tr><td>岁金不及</td><td rowspan="5">平气审平</td></tr>
<tr><td>岁运素天</td></tr>
<tr><td>从革之纪</td></tr>
<tr><td>乙岁北政</td></tr>
<tr><td>少商之音</td></tr>
<tr><td colspan="2">岁气炎火盛行，生气乃用，燥石流金，涸泉焦草
肺金受邪，病则肩背瞀重，鼽血，血便注下
心火克肺金，水为金之子，复则克心火，则反心痛、脑痛，延及囟顶痛并热，口疮，心痛
临酉为太一天符乙酉，又为岁会
上见阳明为天符乙卯
复则水胜火，寒雨暴至，冰雹霜雪</td></tr>
</table>

庚

<table>
<tr><td>岁金太过</td><td rowspan="5">平气审平</td></tr>
<tr><td>岁运素天</td></tr>
<tr><td>坚成之纪</td></tr>
<tr><td>庚岁北政</td></tr>
<tr><td>太商之音</td></tr>
<tr><td colspan="2">岁气燥行，天气洁，地气明，阳气随阴，肃杀凋凌
肝木受邪，病则腹胁痛，目赤，体重，胸痛，胁病引小腹，耳无闻，甚则喘咳逆气，背肩、尻阴、股膝、髀腨、胻足痛
肺金克肝木，火为木之子，复能反克肺金，则反血溢心痛，肋胁不可转侧，咳逆，太冲绝者死
临酉为岁会乙酉，下见阳明为同天符庚子、庚午</td></tr>
</table>

丙辛岁气水化之图

丙

<table>
<tr><td>岁水太过</td><td rowspan="5">是岁雨冰雪霜不时降，湿气变物

平气静顺</td></tr>
<tr><td>岁运玄天</td></tr>
<tr><td>流衍之纪</td></tr>
<tr><td>丙岁北政</td></tr>
<tr><td>太羽之音</td></tr>
<tr><td colspan="2">岁气天地寒凝，其变冰霜雪雹
心火受邪，病则身热烦躁，阴厥中寒，甚则腹大，胫肿，喘咳
肾水胜，克心火，脾为火之子，复能克肾，反肠鸣溏泄，甚则神门绝者死
临子为岁会丙子
上见太阳为天符丙戌、丙辰</td></tr>
</table>

辛

<table>
<tr><td>岁水不及</td><td rowspan="5">平气静顺</td></tr>
<tr><td>岁运玄天</td></tr>
<tr><td>涸流之纪</td></tr>
<tr><td>辛岁北政</td></tr>
<tr><td>少羽之音</td></tr>
<tr><td colspan="2">岁气水泉减，草木茂
肾水受邪，病则身重濡泻，肿痛，腰膝痛，足痿，清厥，甚则跗肿，肾气不行
脾土克肾水，木为水之子，反复克脾，则反面色时变，筋肉瞤瘦，膈中痛及心腹
临丑为同岁会辛丑、辛未，五见太阴[①]
下见太阳为同岁会，则大寒蛰虫早藏</td></tr>
</table>

---

① 五见太阴：据上下文义，当作“上见太阴”。

丁壬岁气木化之图

丁

<table>
<tr><td>岁木不及</td><td rowspan="5">是岁天地凄怆，日见朦昧，雨非雨
晴非晴，气懵然，气象凝敛，肃杀之甚

平气敷化②</td></tr>
<tr><td>岁运玄天①</td></tr>
<tr><td>委和之纪</td></tr>
<tr><td>丁岁北政</td></tr>
<tr><td>少角之音</td></tr>
<tr><td colspan="2">岁气燥气乃行，生气不政，凉雨时降，风雪并兴，草木晚荣，物秀而实
肝木受邪，病中清，胠胁痛，小后痛③，肠鸣溏泄
肺金胜肝木，火为木之子，后能克金，则反寒湿，疮疡痤痱，肿痈咳血，夏生大热，湿变为燥，草木槁，下体再生
上见厥阴为天符丁巳、丁亥
临卯为岁会丁卯
上临王明④，生气失政，草木再荣</td></tr>
</table>

壬

<table>
<tr><td>岁木太过</td><td rowspan="5">平气敷和</td></tr>
<tr><td>岁运苍天</td></tr>
<tr><td>发生之纪</td></tr>
<tr><td>壬岁北政</td></tr>
<tr><td>太角之音</td></tr>
<tr><td colspan="2">岁气风气流行，生气淳化，万物以荣，其变震拉摧拔⑤
脾土受邪，病飧泄食减，体重烦冤，肠鸣腹痛，胁满
肝木克脾土，金为土之子，后能胜木，则反胁痛而吐，甚则行阳⑥绝者死
临寅卯为岁会丁卯
下见厥阴，为同天符壬申、壬寅</td></tr>
</table>

---

① 玄天：据上下文义，当作“苍天”。

② 敷化：据上下文义，当作“敷和”。

③ 小后痛：《素问·气交变大论》作“少腹痛”。

④ 王明：据《素问·气交变大论》，当作“阳明”。

⑤ 震拉摧拔：原文不清，据《素问·五常政大论》补。

⑥ 行阳：据《素问·气交变大论》，当作“冲阳”。

戊癸岁气火化之图

戊

岁火太过	火燔焫，水泉涸，物焦槁
岁运丹天	平气升明
赫曦之纪	
戊岁北政	
太徵之音	

岁气阴气内化，其变则炎烈沸腾
肺金受邪，病则发疟，少气喘咳，血溢泄泻，胸胁满痛，背膂痛，身热骨痛
心火胜肺金，水为金之子，后能胜火，反狂妄泄泻，喘咳，血溢，甚则太渊绝者死
临子[①]为太一天符戊子为天符，戊午为太一天符
上见少阴、少阳，为天符戊午、戊子、戊寅、戊申

癸

岁火不及	平气升明
岁运丹天	
伏明之纪	
丁[②]岁北政	
少徵之音	

岁气寒乃盛行，火令不政，物生不长，阳气屈伏，蛰虫早藏
心火受邪，病则胸胁膺背痛，郁冒，暴瘖，臂痛
肾水胜心火，土为火之子，后能克肾，则反寒中，肠鸣泄注，挛痹，足不任身
临卯酉为同岁会丁酉、丁卯[③]
下见少阴、少阳为同岁会丁卯、丁酉、丁巳、丁亥[④]

---

① 临子：如原注所言，戊午为太一天符，故此处当作"临午"。
② 丁：当为"癸"。
③ 丁酉 丁卯：当为"癸卯 癸酉"。
④ 丁卯 丁酉 丁巳 丁亥：当为"癸卯 癸酉 癸巳 癸亥"。

论逐年客气定局第十九[①]

逐年客气加临政令灾变天时民病定局详载于下第一十九。

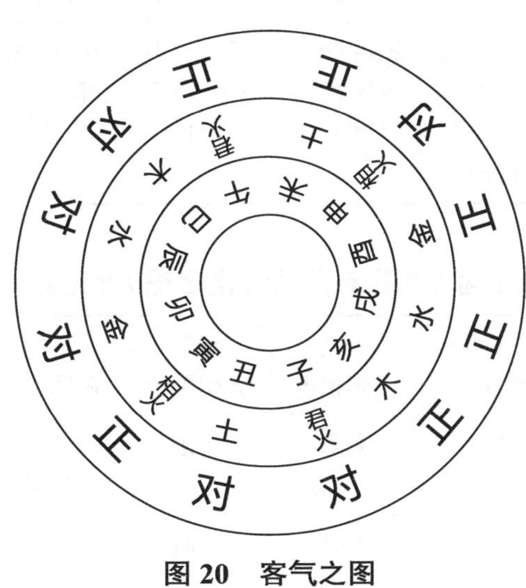

图 20　客气之图

少阴司天**子午岁气热化之图**阳明在泉

初气 厥阴风木	二气 少阴君火	三气 少阳相火	四气 太阴湿土	五气 阳明燥金	终气 太阳寒水
太阳 寒水加	厥阴 风木加	少阴 君火加	太阴 湿土加	少阳 相火加	阳明 燥金加
天时	天时	天时	天时	天时	天时
寒风切烈，霜雪水冰，蛰复藏	风雨时寒，雨生羽虫	大火行，热气时至，羽虫静，不鸣也，燕、百舌、杜宇之类	大雨时行，寒热互作	湿气乃至，初冬尤暖，万物乃荣	燥寒劲切，火尚恣毒，寒暴至

---

① 论逐年客气定局第十九：原文无标题，据原目录及上下文标题补。

续表

初气 厥阴风木	二气 少阴君火	三气 少阳相火	四气 太阴湿土	五气 阳明燥金	终气 太阳寒水
民病	民病	民病	民病	民病	民病
关节禁固，腰椎痛，中外疮疡	淋，气郁于沙[1]而热，令人目赤	厥热心痛，寒热更作，咳喘目赤	黄疸，鼽衄，嗌干，吐饮	康安，伏邪于春为疟	上肿咳喘，甚则血溢，下连小腹，而作寒中

太阴司天**丑未岁气湿化之图**太阳在泉

初气 厥阴风木	二气 少阴君火	三气 少阳相火	四气 太阴湿土	五气 阳明燥金	终气 太阳寒水
厥阴 风木加	少阴 君火加	太阴 湿土加	少阳 相火加	阳明 燥金加	太阳 寒水加
天时	天时	天时	天时	天时	天时
大风发荣，雨生毛虫	大火至，天下庇疫，以其得位，君令宜行，若湿蒸相薄，雨时降	雷雨电雹，地气腾，湿气降	炎热沸腾，地气升，天气否隔，湿化不流	大凉，霜早降，寒及体	大寒凝冽
民病	民病	民病	民病	民病	民病
血溢，筋络拘强，关节不利，身重，筋痛	瘟疫盛行，远近咸若	身重，跗肿，胸腹满，感寒湿气	腠理热，血暴溢，患疟，心腹䐜胀，甚则浮肿	皮肤寒	关节禁固，腰椎痛

① 沙:《素问·六元正纪大论》作“上”。

少阳司天**寅申岁气火化之图**厥阴在泉

初气 厥阴风木	二气 少阴君火	三气 少阳相火	四气 太阴湿土	五气 阳明燥金	终气 太阳寒水
少阴 君火加	太阴 湿土加	少阳 相火加	阳明 燥金加	太阳 寒水加	厥阴 风水加
天时	天时	天时	天时	天时	天时
热风伤人，时气流行	时雨至，火反郁，风不胜温[1]	热暴至，草萎，河干，大暑炎亢，温化晚布，大旱	凉风至，炎暑未去，风雨及时	阳乃去，寒乃来，雨乃降，刚木[2]早凋	地气正，寒风飘扬，万物反生，寒气至，雨生鳞虫
民病	民病	民病	民病	民病	民病
温气怫于上，血溢，目赤，咳逆，头痛，血崩，胁满痛，皮肤生疮	热郁，咳逆吐，胸臆不利，头痛，身热，昏愦，脓疮	热病，聋瞑，血溢，脓疮，咳逆，鼻衄，发渴，喉痹，目赤，善暴死	民气和平，身重中满，脾寒泄泻	民避寒邪，君子周密，病则骨痿，目赤痛	关节不禁，心腹痛，阳气不藏

① 温:《素问·六元正纪大论》作“湿”。

② 木：原文缺，据《素问·六元正纪大论》补。

阳明司天**卯酉岁气燥化之图**少阴在泉

初气 厥阴风木	二气 少阴君火	三气 少阳相火	四气 太阴湿土	五气 阳明燥金	终气 太阳寒水
太阴 湿土加	少阳 相火加	阳明 燥金加	太阳 寒水加	厥阴 风木加	少阴 君火加
天时	天时	天时	天时	天时	天时
阴始凝，气始肃，水乃冰，寒雨化，花开迟	臣居君位，大热早行	燥热交合，凉风间发	早秋寒雨害物	春令反行，草木盛生，雨生介虫	气候反温，蛰虫出现，流水不冰，此下克上
民病	民病	民病	民病	民病	民病
热胀面肿，鼽衄欠嚏，呕吐，小便赤，甚则淋	疫疠大至，善暴死	上逆下冷，疟痢，心烦不食	暴仆振栗，妄言少气，咽干引饮，心痛臃肿，疮疡寒疟，骨痿便血	气和，热行包络，面浮上壅	伏邪温毒，季春发疫

太阳司天**辰戌岁气寒化之图**太阴在泉

初气 厥阴风木	二气 少阴君火	三气 少阳相火	四气 太阴湿土	五气 阳明燥金	终气 太阳寒水
少阳 相火加	阳明 燥金加	太阳 寒水加	厥阴 风木加	少阴 君火加	太阴 湿土加
天时	天时	天时	天时	天时	天时
气早暖，草早荣，瘟疫至	大凉反至，草乃遇寒，火气遂抑	寒热不时，寒气间至，热争冰雹	风湿交争，雨生倮虫，木盛生风，暴风雨摧拔	湿热而寒，客行主令	地气正，湿令行，凝阴寒雪
民病	民病	民病	民病	民病	民病
瘟疫身热，头痛，呕吐，疮疡	气郁，中满，风肿	寒，返[①]热中，痈疽注下，心热闷瞀，胃逆吐利，不治者死	大热，少气，足痿，注下赤白，血滞成痈	气舒，病则血热妄行，肺气壅	病乃凄惨，孕死，脾受湿，肺旺肾衰

① 返：《素问·六元正纪大论》作“反”。

厥阴司天**巳亥岁气风化之图**少阳在泉

初气 厥阴风木	二气 少阴君火	三气 少阳相火	四气 太阴湿土	五气 阳明燥金	终气 太阳寒水
阳明 燥金加	太阳 寒水加	厥阴 风木加	少阴 君火加	太阴 湿土加	少阳 相火加
天时	天时	天时	天时	天时	天时
寒始肃，客行主令，杀气方至	寒不去，霜雪冰，杀气施化，草焦，寒雨数至	风热天作，雨生羽虫	热气返用，山泽浮云，暴雨溽湿	燥湿更胜，沉阴乃布，风雨乃行	畏火司令，阳乃火化，蛰虫出现，流水不冰，地气大发，草乃生
民病	民病	民病	民病	民病	民病
寒居右胁，气滞，脾虚胃壅	热中，气血不升降	泪出，耳鸣，掉眩	心受邪，黄疸，而为跗肿	寒气及体，肺受风，脾受湿，发为疟	瘟疠，心肾相制

论运气主客加临天时民病第二十

夫运气者，主客加临，上下相得，乃可从天令乎，于是立成定局。五运之虚实，六气之盛衰，生克不和自知，民病胜复，昭然可见，而吉凶各有所归焉。

重编伤寒必用运气全书卷之四

广平程德斋浦云　精要

鳌峰熊宗立道轩　重编

运气起例歌括

五运歌

甲己土运乙庚金，丁壬木运尽成林，
丙辛水运分清浊，戊癸南方火焰侵。

六气歌

子午君火是少阴，丑未湿土太阴临，
寅申少阳相火位，卯酉阳明属燥金，
巳亥厥阴风木是，辰戌太阳寒水侵，
天地六气自然数，支上排轮仔细寻。

逐年五运歌

大寒木运始行初，清明前三火运居，
芒种后三土运是，立秋后六金运推，
立冬后九水运伏，周而复始万年如。

逐年六气歌

大寒厥阴气之初，春分君火二之隅，
小满少阳分三气，太阴大暑四相呼，
秋分阳明五之位，太阳小雪六之余。

逐年主气歌

初气逐年木主先，二君三相火排连，
四来是土常为主，五气金星六水天。

逐年客气歌

每年退二是客乡，上临实数下临方，
初中六气排轮取，主客兴衰定弱强。

假如子年司天，后三辰戌是也，太阳寒水为初之气，客也，亥为二气，子为三气，丑为四气，寅为五气，卯为六气是也。

又如丑年司天，后三位是亥，厥阴风木为初气，少阴君火为二气，太阴湿土为三气，少阳相火为四气，阳明燥金为五气，太阳寒水为终气。

伤寒求司天司地司人歌

当日日辰即司天，前进三辰是在泉，
在泉又名司地是，左右间气司人言。

逐年年辰、逐日日辰，皆名司天。**假如**子年少阴君火司天，前三位阳明燥金在泉为司地。

求左右间气歌

未日司天土气真，间气须凭左右分，
申纹午上标两手，日前三位在泉论，
相冲隔位名足脉，细看其中动静存，
此法有人通妙诀，隔帘诊线谩声传。

假如[①]未日太阴湿土司天，前位申为左间，后一位午为右

① 假如：原文漫漶不清，据文义补。

间，间气即名司人，未日司天，相冲是丑，隔位子与寅皆名足脉。

伤寒求太过不及平气歌

子午寅申是太过，卯酉巳亥名不及，
辰戌丑未平气歌，地支取论莫蹉跎。

伤寒六气所属脏腑歌

辰戌行太阳，膀胱及小肠。卯酉阳明经，大肠胃中藏。
寅申少阳胆，三焦在本乡。丑未太阴位，脾肺总相当。
少阴行子午，心肾南北方。巳亥厥阴数，胞络对肝傍。

伤寒十二支所属脏腑歌

子为足少阴，肾水涌泉深。午为手少阴，君火配于心。
丑足太阴脾，土能主四肢。未手太阴肺，金商毛发皮。
寅居足少阳，胆木在其傍。申手少阳火，三焦是本乡。
卯是足阳明，荣胃土相亲。酉手阳明金，大肠来可侵。
辰乃足太阳，膀胱水可量。戌为手太阳，小肠火中藏。
巳足厥阴木，肝脏在其方。亥手厥阴火，包络正相当。

伤寒十干新属脏腑歌

甲胆乙肝丙小肠，丁[①]心戊胃己脾旁，
庚属大肠辛是肺，壬是膀胱癸肾堂。

阳干属腑，阴干属脏，随五行所属。

又法十二支所属脏腑歌

子中正者胆为头，丑位生肝寅肺流，

① 丁：原作“子”，据文义改。

卯上大肠辰主胃，巳为脾土午心求，
未上小肠同主命，血脉膀胱却属猴，
酉肾戌胞流转处，三焦亥上是因由。

伤寒十干定数歌

甲一乙二丙三当，四丁戊五巳六乡，
七庚辛八壬数九，癸十轮流次第行。

伤寒平气歌

乙酉辛猪乙卯春，坤元己未丑中因，
火运癸巳加临定，六气不及平气生，
戊戌辰年庚子对，庚寅反得配庚申，
六阳太过还平气，相反阴阳仔细寻。

伤寒五运所属歌

戌亥午申皆是火，巳寅属木未酉金，
子辰水位丑卯土，万两黄金学也轻。

此即前伤寒十二支所属脏腑五行同。

伤寒逐日受病起例歌

每年逐日是司天，前三司地顺排连，
却将司地分前后，支属阴阳仔细迁，
阳前阴后加人命，数到司天见病源，
此是先贤真妙诀，时师邵有几人传。

假如戊寅生人，甲子日得病，子日即是司天，前进三辰数至卯上，是司地。卯是阴支，退一位，从寅上数起，本命寅顺行至司天子上见子，是少阴证。

又如庚午生人，乙丑日得病，丑日即太阴司天，前进三辰至辰上，是司地。辰是阳支，进一[①]位，从巳上起，本命午顺数至司天丑上见寅，是少阳证。

逐日受病起例捷法歌

逐日司天起病机，支取阴阳用意推，
阳三阴五加人命，顺到司天即住之，
便见病源端的订，何忧道艺不精奇。

此歌捷法起例，只看本日司天是阳日，便从司天数起，至前第三位起；本命阴日，便从司天数至前第五位起，本命不必论司地阴阳前后也。

假如乙丑生人，壬戌日得病，是阳日司天，从戌数至前三位是子，便从子上起丑命顺至戌上见亥，是厥阴。订此为捷法，余仿此。

又法五运受病起例歌（与前法不同）

甲己化土未为期，乙庚金运酉中知，
丙辛水运从子上，丁壬木运卯中随，
戊癸火运元居午，五运皆同旺处推，
丑命生人子日病，顺数见午少阴居。

假如丑命人甲子日病，便念歌云：甲己化土未为期，丑加未上，顺数至司天子位，上见午即少阴君火。订也，余仿此。

五虎元建歌

甲己日干起丙寅，乙庚之日戊寅真，

---

① 一：原作“五”，据上下文义，当为“一”。

丙辛却从庚上数，丁壬壬字顺行程，

戊癸元知寻甲起，五虎建元贯古今。

伤寒天符例

司天与运同，是名天符。

假如戊子日，戊为火运，子为火气，只是天符，此日病者困半也。

伤寒岁会例

运与支同是也。

假如甲辰日，甲为土运，辰为土支，乃岁会也，年月日时同。

伤寒太一天符日例

运支同气。

假如戊午日，戊为火运，午为火支，又是火气，即太一天符，此日病者死。

论运气加临脉候寸尺不应交反说

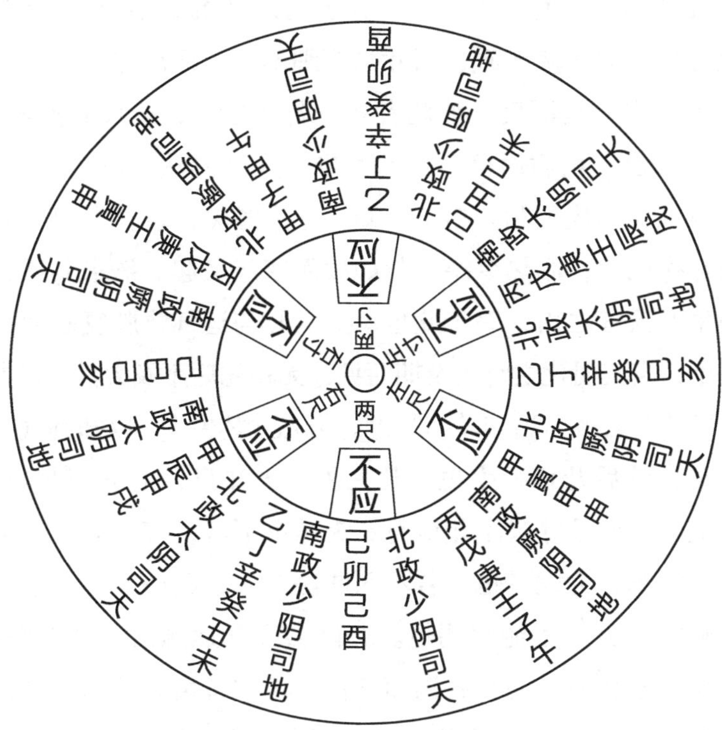

图 21　运气加临脉候寸尺不应之图

仲景云：夫天地之气，胜复之作，不形于证诊。脉法曰：天地之变，无以脉诊，此之谓也。岁运更移，逆顺交作，变而生病者，亦阴阳之常理也。谓岁当阳在右[①]，而反于右；谓岁当阴在右，而交于左，左交者死。若左右独然非交，是谓不应，惟寅、申、巳、亥、辰、戌、丑、未八年有应也。谓寸尺反者死，谓岁当阴在寸，而反见于尺；谓岁当阳在尺，而反见于寸，

① 右：据文义，当作“左”。

若寸尺反者死。若寸尺独然非反，是谓不应，惟子、午、卯、酉四年应之。故运有南北政令，脉有尺寸交反。又如北政，两寸当沉细不应，而又[①]浮大，移于两尺脉沉细不应，是谓交，如此者死。谓如南[②]政，两寸当沉细不应，而反浮大，移于两尺沉细不应，是谓反，如此者死。若寸独然，或尺独然不应，非交非反也，止病而已。举此为例，余岁同法。故《经》曰：必先岁气，无伐天和。粗工不知，呼为寒热，攻寒令热，脉不变而热疾已生；制热令寒，脉如故而寒疾又起。欲求其适，安可得乎？夭枉之由，率于此也。盖六脉与运气，胜复临遇，正当行令，当其司化之时，及期而见，无相先后不及大其[③]，方谓之平。若差之者，当知其病脉也。当先立其生[④]，以知其气，左右应见，然后乃言死生也。凡三阴司天在泉，上下南北二政，或左或右，两手寸尺不相应符，为脉沉下者，仰手而沉，覆手则沉为浮细、为大者也。若不明此法，如过渊海问津，岂不愚乎？临区曰首[⑤]不能晓明也。若能参究气运脉法，详考图局，尺寸相应不相应，明其补泻而施治，可谓备矣。其运图者，诸本不载其文，今依《素问》“五运论”“至真要论”、启玄子注解仲景图，汇其列于后，使我同志易[⑥]晓其义，又何不达于圣意哉！

---

① 又:《素问入式运气论奥·论六脉》作“反”。

② 如南：原两字不清，据文义补。

③ 大其：据《素问入式运气论奥·论六脉》《普济方·伤寒门》，当作“太甚”。

④ 生：据《素问·五运行大论》，当作“年”。

⑤ 临区曰首:《注解伤寒论·图解运气图》作“区区白首”。

⑥ 易：原字不清，据文义补。

南政三阴司天脉

少阳　太阴　少阴

己丑　己未

左手寸　土运　口不应

南政三阴在泉脉

右手尺　土运　部不应

甲辰　甲戌

少阴　太阴　少阳

南政三阴司天脉

少阴　厥阴　太阳

己巳　己亥

右手寸　土运　口不应

南政三阴在泉脉

左手尺　土运　部不应

甲寅　甲申

太阳　厥阴　少阴

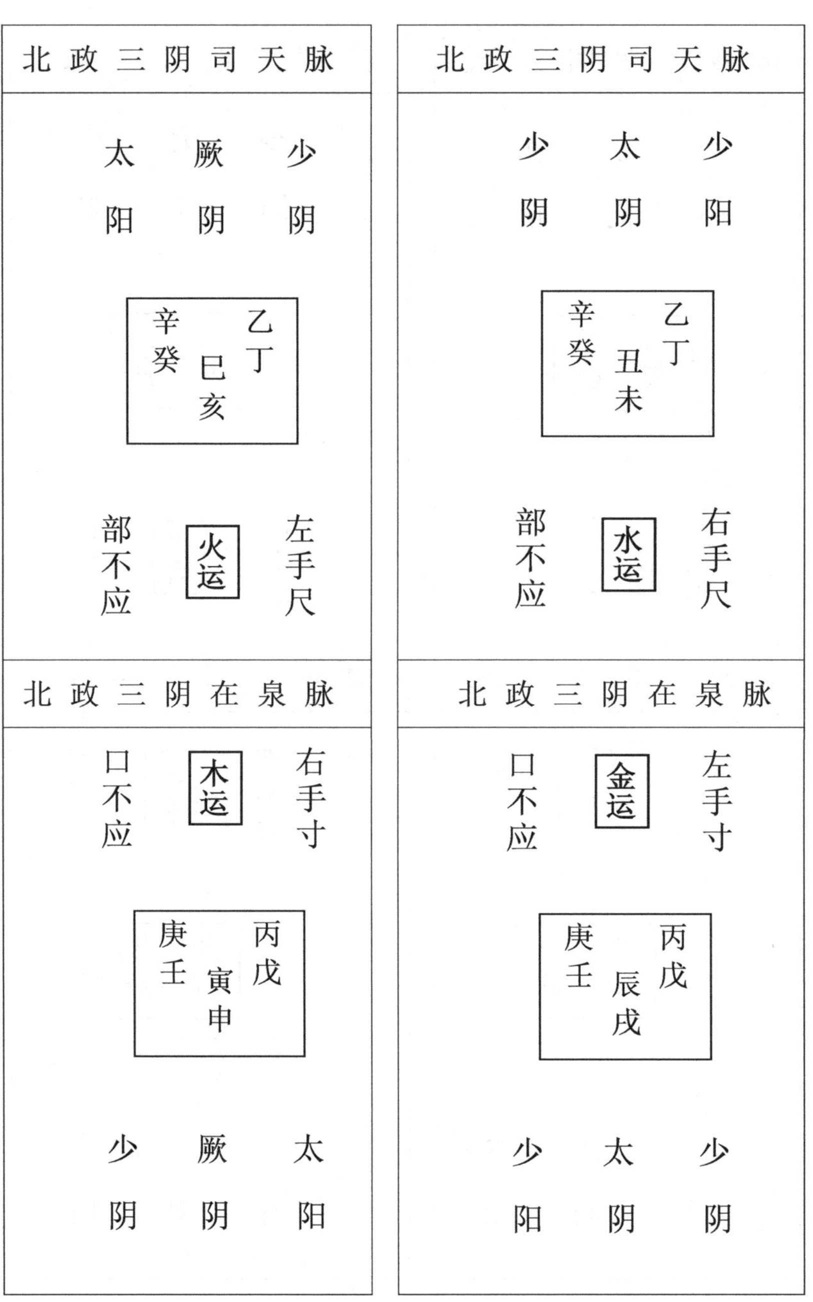

上，《素问》云：不当其位，迭移其位者病。

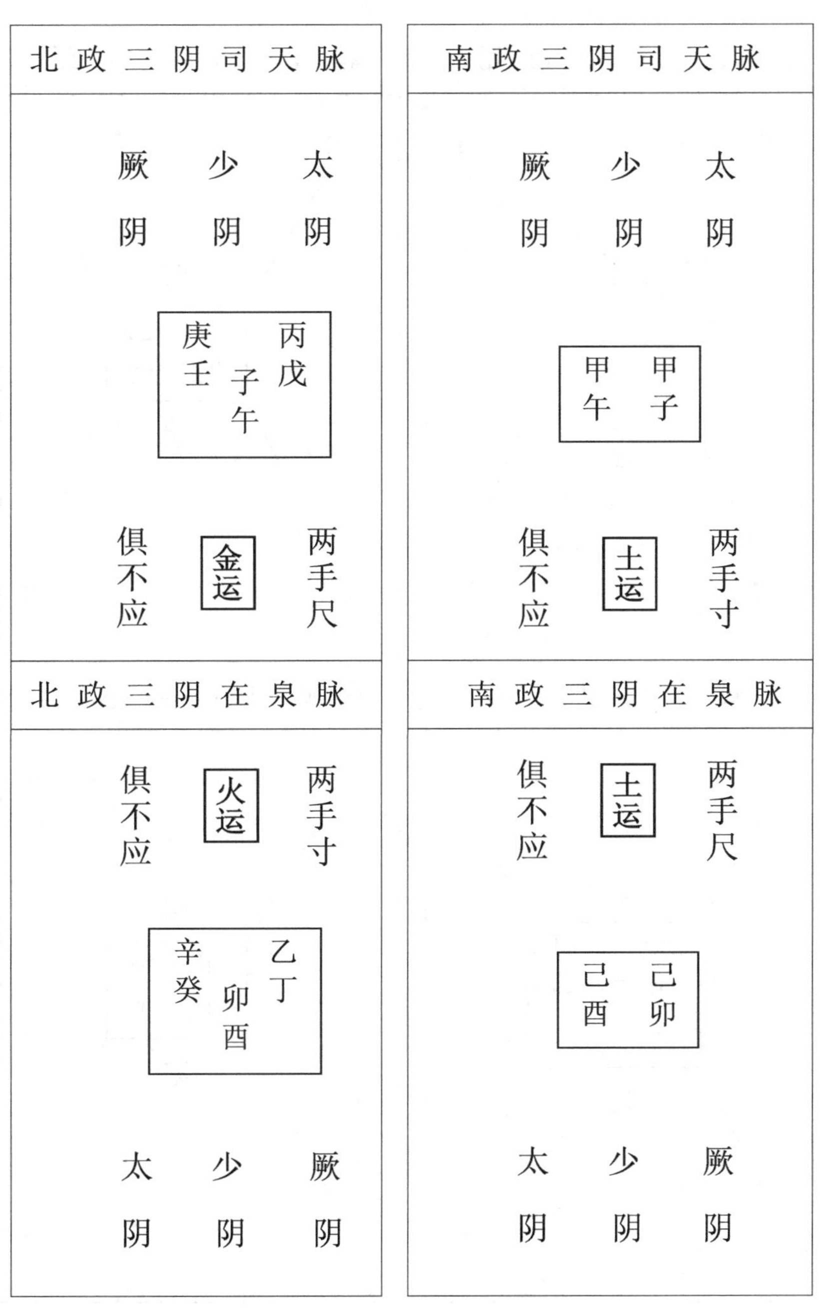
北政三阴司天脉
厥阴
少阴
太阴
庚壬
丙戊
子午
俱不应
金运
两手尺
南政三阴司天脉
厥阴
少阴
太阴
甲午
甲子
俱不应
土运
两手寸
北政三阴在泉脉
俱不应
火运
两手寸
辛癸
乙丁
卯酉
太阴
少阴
厥阴
南政三阴在泉脉
俱不应
土运
两手尺
己酉
己卯
太阴
少阴
厥阴

上，《素问》云：失守其位者危。

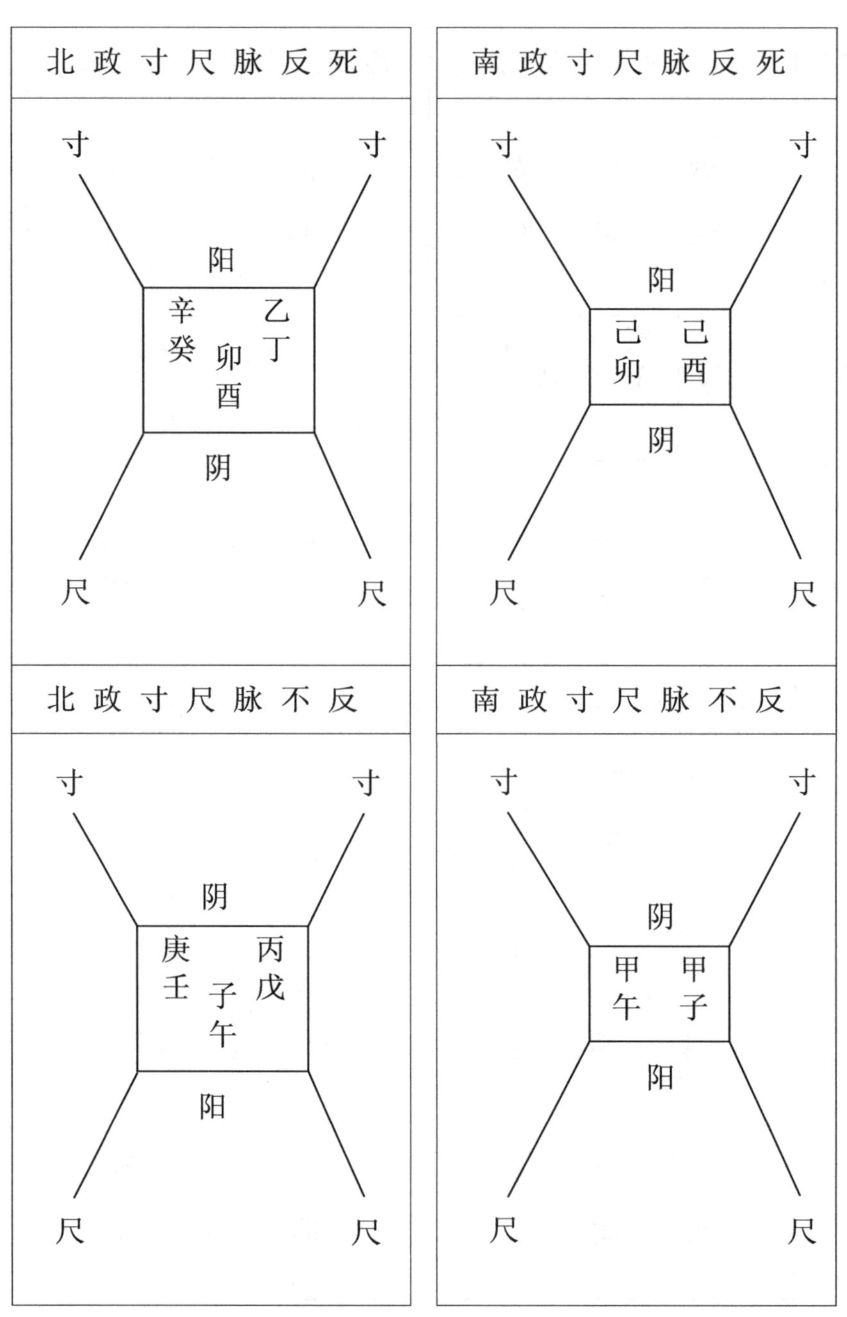
北政寸尺脉反死
寸
寸
阳
辛
癸
乙
丁
卯
酉
阴
尺
尺
南政寸尺脉反死
寸
寸
阳
己
卯
己
酉
阴
尺
尺
北政寸尺脉不反
寸
寸
阴
庚
壬
丙
戊
子
午
阳
尺
尺
南政寸尺脉不反
寸
寸
阴
甲
午
甲
子
阳
尺
尺

上,《素问》云:尺寸反者死。

南政阴阳脉交死

少阴　太阴　少阳

己未　己丑

左天交

南政阴阳脉交死

太阳　厥阴　少阴

己巳　己亥

右天交

南政阴阳脉交死

左地交

甲戌　甲辰

少阳　太阴　少阴

南政阴阳脉交死

右地交

甲申　甲寅

少阴　厥阴　太阳

北政阴阳脉交死	北政阴阳脉交死
右天交	左天交
丁癸 丑未 乙辛	丁癸 巳亥 乙辛
少阴 太阴 少阳	太阳 厥阴 少阴

北政阴阳脉交死	北政阴阳脉交死
少阴 太阴 少阳	太阳 厥阴 少阴
庚壬 辰戌 丙戊	庚壬 寅申 丙戊
右地交	左地交

上,《素问》云:阴阳交者死。

南政司天脉歌

南政司天北在泉，厥阴右寸不虚言，
太阴左寸休能应，少阴两寸尽沉潜。

北政司天脉歌

北政司天南在泉，厥阴左尺却空闲，
太阴右尺不相应，少阴两手尺皆残。

南北二政逐年六气脉不应总歌

子午南少北卯酉，两手沉寸口。

南政甲子甲午，北政乙卯乙酉、丁卯丁酉、辛卯辛酉、癸卯癸酉，是少阴司天在泉，主两手寸口脉俱不应。

坎离北少南震兑，两手尺不会。

北政丙子丙午、戊子戊午、庚子庚午、壬子壬午，南政己卯己酉，亦少阴司天在泉，两手尺俱不应。

南太丑未北辰戌，左手寸不出。

南政己丑己未，北政丙辰丙戌、戊辰戊戌、庚辰庚戌、壬辰壬戌，太阴司天在泉，左手寸不应。

北太牛羊南龙狗，右尺脉定走。

北政乙丑乙未、丁丑丁未、辛丑辛未、癸丑癸未，南政甲辰甲戌。

南厥巳亥北寅申，右寸脉潜形。

南政己巳己亥，北政丙寅丙申、戊寅戊申、庚寅庚申、壬寅壬申。

北厥乾巽南坤艮，左尺定无根。

北政乙巳乙亥、辛巳辛亥、癸巳癸亥、丁巳丁亥，南政甲寅甲申。

论司天在泉脉不应法

直年直日是为司天不应者，皆主少阴取论也。

假如少阴司天在泉，少阴居中，则太阴居左，厥阴居右，此不可易也。少阴主两寸尺不应，南政以南为寸，北为尺，少阴司天，则主两寸俱不应，在泉则主两尺俱不应。北政北为寸，南为尺，少阴司天则主两尺俱不应，在泉则主两寸俱不应。厥阴司天在泉，当在右，故右不应；太阴司天在泉，当在左，故左不应也。

或问：厥阴司天在泉，厥阴居中，少阴在左，太阳在右；太阴司天在泉，少阴在右，少阳在左，此不可易也。今言厥阴司天在泉当在右，故右不应，太阴司天在泉当在左，故左不应，何也？答曰：南政厥阴司天，是我面向南，覆手而诊之，少阴在我右手，故云右寸不应。太阴司天，则少阴在我左手下，故云左寸不应。

又如北政厥阴司天，我面向北，覆手诊之，则少阴在我左手下，故云左尺不应。太阴司天，在我右手，故云右尺不应，余仿此。但逢甲己年，是南政，其余皆北政。惟子午卯酉年，主两手不应，是少阴居中，左右皆阴故也。

论南北二政三阴司天在泉脉不应图内行运法

五运以土居中央，君尊南面而行令。是故甲己为南政，余四运以臣事之，面北而受令，是为北政。所以南政司天在泉，皆行土运，其余北政皆以在泉行运，如北政巳亥厥阴司天，则行在泉少阳火运。又如寅申少阳司天，则行在泉厥阴木运，余仿此。惟有北政辰戌年太阳司天，当行在泉太阴土运，缘北政以臣不敢行君之令，故行金运，是土之子，以足木[1]火金水四运尔。夫脉不应者，盖司天行在泉之运，故脉有沉细而下不应也，已载在前脉不应图定局内。

论南北二政寸尺脉反与不反

六气以君火为尊，五运以湿土为大，所以独取甲己土运为南政，君尊南面而行令，其余四运为北政，以臣事之，面北而受令，前言之详矣。且如南政少阴司天，尊居中位，太阴厥阴相左右，盖其脉则主阴沉，令阴脉沉细于寸，阳脉浮大于尺，《素问》云：两手寸脉不应，虽谓之失守其位者危，然寸尺脉不反也。若南政少阴在泉，令阴脉沉细于尺，阳脉浮大于寸，是臣居南面，而行君之令，故少阴沉晦于下，所以谓之反也。又如北政少阴君火司天，尊居上位，而木火金水四运北面而受气，今寸阴尺阳，是臣奉君之令，故谓之不反。北政少阴在泉，阴脉沉于下，阳脉浮于上，阴寸阳尺，阴阳得位，是谓不反。今脉阴沉于尺，阳浮于寸，是亦臣行君令，所以谓之反也。《素问》云：尺寸反者死。是故经云，上部无脉，下部有脉，虽困不能为害，譬如树之有根枝，叶虽枯槁，根本将自生，寸阴尺阳之谓。

论阴阳脉交死

上为天，下为地，此不可易也。南政南面，**假如**太阴司天，少阳在左，少阴在右。北政北面，**假如**太阴司天，少阴在左，少阳在右，此南北阴阳之定位也。然南政太阴司天，谓岁当阴

---

① 木：原作“大”，据文义改。

在右，今我覆向司天取之，少阴在我左手下，故云交天左。北政太阴司天，谓岁当阴在左，今覆面向北而取之，则少阴在我右手下，故云交天右也。

又如南政厥阴司地，少阴在右，太阳在左，谓岁阳当在左，今我覆面向司天取之，则太阳在我右手下，故云交地右。北政厥阴司地，太阳在右，少阴在左，谓岁当阳在右，今覆面向司地取之，则太阳在我左手下，故云交地左也。余仿此。

重编伤寒必用运气全书卷之五

鳌峰熊宗立道轩　重编

六气主客加临病证图

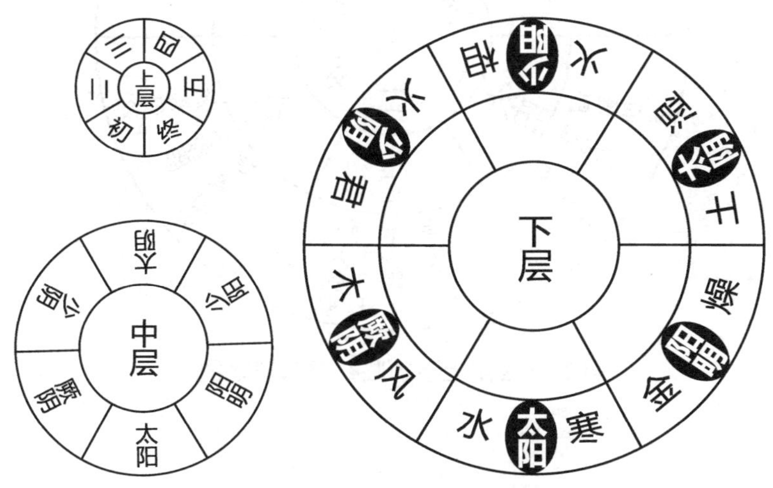

图 22　六气主客上下加临病证之图

上[①]层天盘，中层人盘，两轮子客也，各可活转。下层地盘不可动，是为主也，将客轮剪下叠于主轮之上，谓之加临，起例详见在后。

① 上：原作“土”，据图文改。

三阴三阳上下加临补泻病证图凡六局

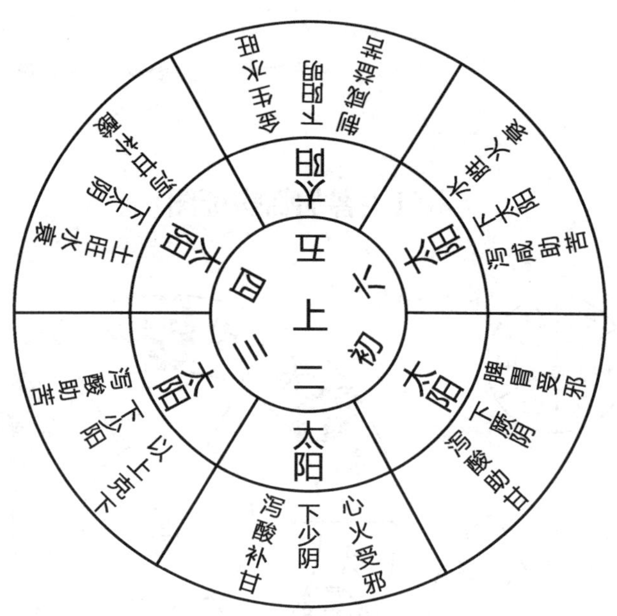

图 23　太阳上下加临补泻病证之图①

---

① 太阳上下加临补泻病证之图：原图“四”下为“水旺土衰”，据文义改为“土旺水衰”；“五”下为“制酸益苦”，据文义改为“制咸益苦”；“六”下为“泻酸助苦”，据文义改为“泻咸制苦”。

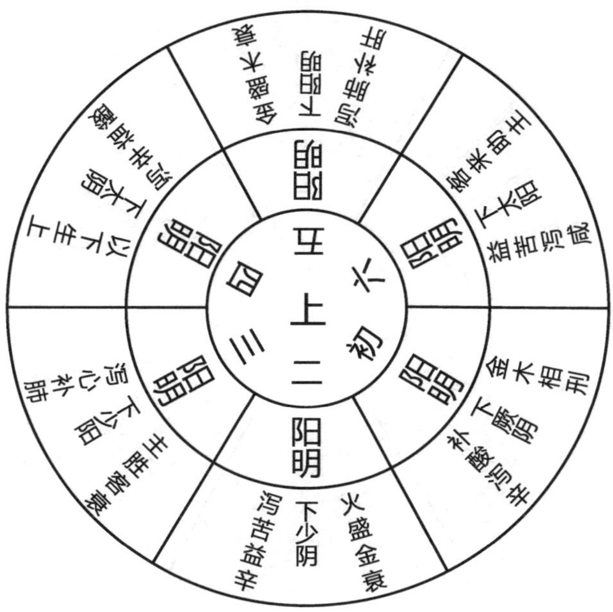

图 24　阳明上下加临补泻病证之图

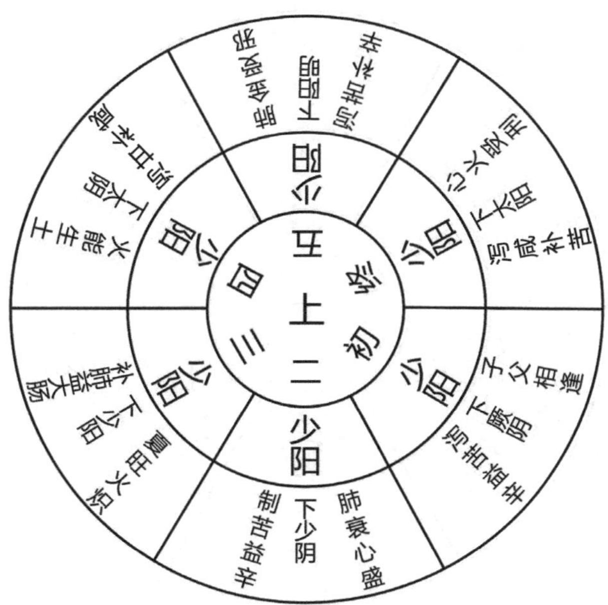

图 25　少阳上下加临补泻病证之图

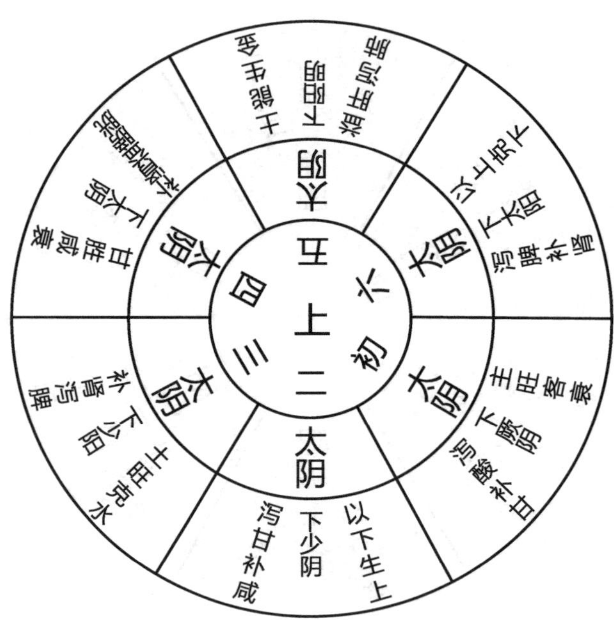

图 26　太阴上下加临补泻病证之图

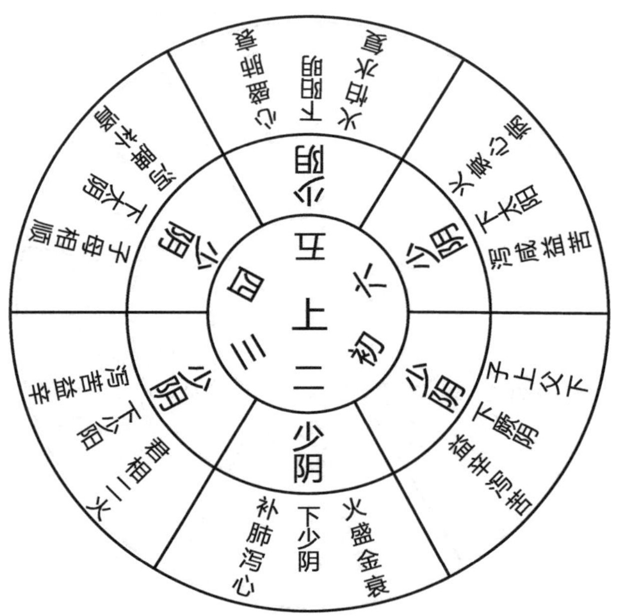

图 27　少阴上下加临补泻病证之图

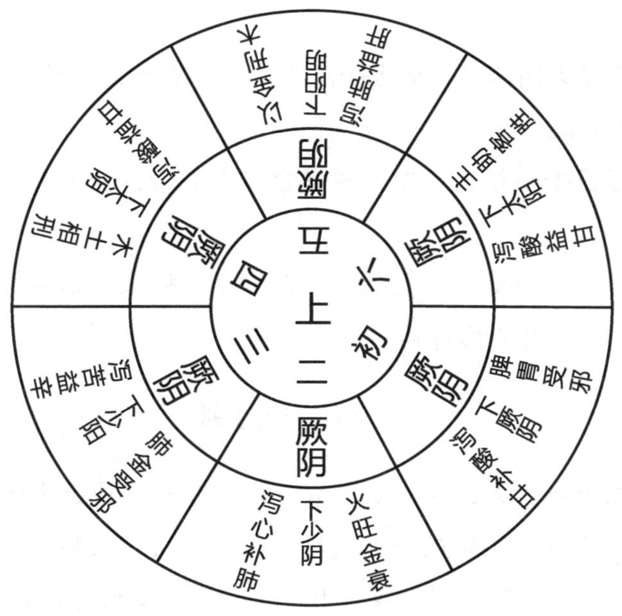

图 28　厥阴上下加临补泻病证之图

论客气加临病证补泻法

客气加临，以前二轮相叠，下层不动，主气也，中层、上层是为客气，各可活转。且如逐年逐日，司天退后二位起初气。**假令**子日退后二位，是戌，戌是太阳。将轮[①]子上层初字叠在中层太阳，加于下层图厥阴风木上，便是初之气也。

第一日太阳为寒水，厥阴为风木，水生木，木胜土，故脾土受刑，当泻酸助甘。

第二日厥阴风木，加少阴君火，木能生火，火胜则克肺金，故金衰，当泻苦益辛。

第三日少阴君火，加少阳相火，二火炎上，伤大肠，当补

① 轮：原文漫漶不清，据文义补。

肺益大肠。

第四日太阴四气，加太阴湿土，佐旺生土，土盛则克肾水，当补肾益膀胱。

第五日少阳相火，加阳明燥金，火克金，金被火克，当泻苦补辛。

第六日阳明金，加太阳水，金生水，故水旺则制心火，心火受克，当平补心抑肾肺。

伤寒传经补泻例

假如丙寅生人，丙戌日得病，丙是水运，戌是太阳，为水气，系天符日，其病难愈，当日是太阳司天，系阳日，从子上起本命寅字，顺数至司天戌，上见子字，是少阴君火证也。

本日受病，得君火少阴证，男子逆传经。

二日传至亥足厥阴木，前证少阴火，厥阴木生少阴火，为母生子，宜补肝泻脾而愈。

巳亥厥阴，亥本手厥阴胞络火，伤寒只传足经，厥阴肝木也。

三日传至戌，足太阳水，前少阴火，水克火，客胜主，为贼邪，其病虽困不死。

客贼本主死，今言虽困不死，何也？盖从初病是戊日[①]，至此三日是戊子，戊为火运，子为火气，是一水不能克三火故也。

四日传至酉，足阳明土，少阴火生胃土，宜补心而愈。

酉是手阳明金，故只传足阳明土也。

---

① 戊日：据原文，此处当为“丙戌日”，三日也正好为“戊子日”。

五日传至申，足少阳火[①]，少阴火、胆木相生，宜补肝泻脾而愈。

申乃手少阳火，故只传足少阳胆木也。

六日传至未，足太阴土，少阴火生太阴脾土，宜补脾而愈。

七日传至午，少阴肾水，前少阴火被水贼，第七日是壬辰日，壬是木运，辰是水气，水生木，木生火，谓化难生恩，其病不死，但大困而已。

午乃少阴君火，只传足少阴肾水也。

八日传至巳厥阴，再逢母子相生，癸巳日火运、木气亦相生也，此日瘥。

又如戊戌生男，壬子日得病，是少阴司天，系阳日，从第三宫寅上起本命戌字，顺至司天子上见申字，是少阳证。

本日受病，得少阳相火证为主。

二日传未，太阴脾土，火生土，为微邪，当补心泻肝。

三日传至午，少阴肾水，三焦火逢肾水，火被水贼，火被水克，本主死，第三日甲寅日，甲土运，寅火气，气运相生，土来克水，是子救母，此亦胜复之理，虽至困不死。

四日传至巳，厥阴木，三焦火逢木相生，为虚邪，当补肝泻心。

五日传至辰，为太阳水，水克三焦火，为客胜主，其日丙辰，丙水运，辰水气，三水同克一火，其病必死。

男逆传经用药例

假如亥生男，甲子日病，子阳日，从寅上起本命亥字，顺

---

① 火：原作“太”，据文义改。

至司天子上见[1]酉，是阳明证。

本日是子，属阳明证，金字号再将日干甲字，加人命亥上，顺至司天子上见乙，是知金字号第二证，乙字号下药，调胃承气汤主之。

二日传申，少阳木，纪字号第一证，甲字号下药，小柴胡汤主之。

三日传未，太阴土，母字号第十证，癸字号下药，桂枝汤主之。

四日传午，少阴水，人字号第九证，壬字号下药，承气汤主之。

五日传巳，厥阴木，坤字号第八证，辛字号下药，吴茱萸汤主之。

六日传辰，太阳水，日字号第七证，庚字号下药，桂枝加附子汤主之。

女顺传经用药例

假如亥生女，乙丑日病，丑阴日，从巳上起本命亥字，顺至司天丑上见未，是太阴证。

本日是丑，属太阴证，母字号，再将日干乙字，加人命亥上，顺至司天丑上见丁字，是知母字号第四证，丁字号下药，桂枝汤主之。

二日传申，少阳木，纪字号第五证，戊字号下药，小柴胡汤主之。

三日传酉，阳明土，木字号第六证，己字号下药，小承气

---

① 见：原文作“己”，据上下文义，当为“见”。

汤主之。

四日传戌，太阳水，廉字号第七证，庚字号下药，桂枝汤主之。

五日传亥，厥阴木，乾字号第八证，辛字号下药，升麻汤主之。

六日传子，少阴水，天字号第九证，壬字号下药，猪肤汤主之。

伤寒汗瘥图凡二局

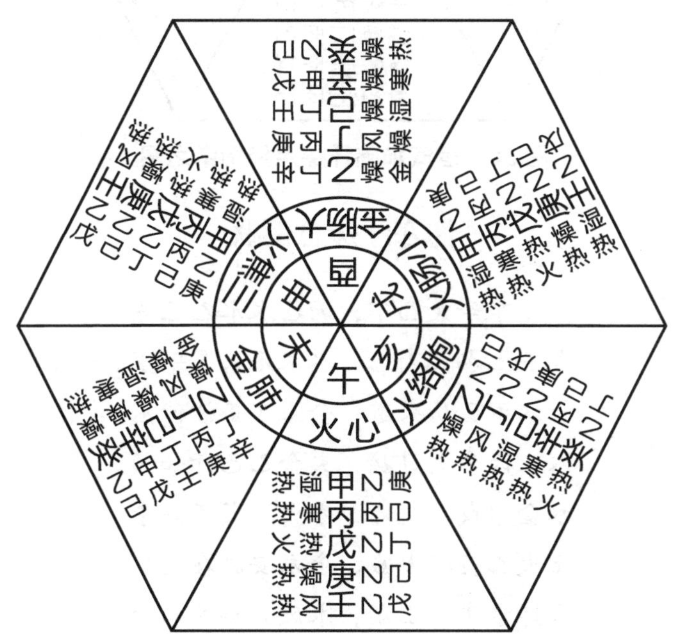

图 29　运气加临汗瘥手经指掌之图

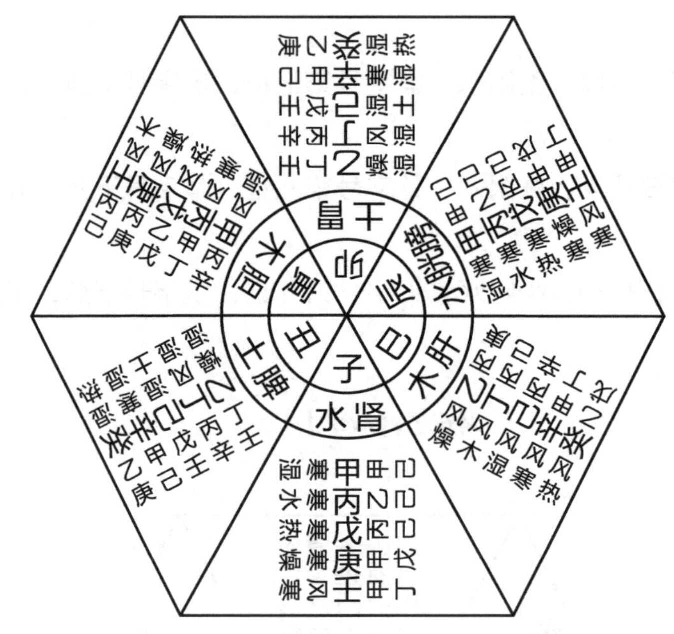

图 30　运气加临汗瘥足经指掌之图

伤寒汗瘥总例歌

金见丁辛火乙丁，丙己木水乙己并。
戊壬土水火丙己，水木元来号甲丁。
土水甲己从来道，金土丁壬汗似蒸。
木土丙辛之日瘥，火金乙己汗如倾。
水金甲戊言交汗，木火乙戊不差争。
土火乙庚疾大减，金木安康在丙庚。
金燥水寒中土湿，木风火热气和清。
此是加临安愈诀，莫与迷人取次轻。

假如金见丁辛火乙丁，是二金见丁辛，二火见乙丁。丙己木水乙己并，是二木丙己，二火[①]乙己。戊壬土水火丙己。二土见戊壬，然

① 火：据原文，当作“水”。

后水火是丙己之类，其余[①]仿此。

汗瘥起例诀

假如子生人，壬子日得病，子是阳日，从前第三位寅上加人命子字，顺数至司天子上见戊字，汗瘥图内看，戊系小肠火，只此戊火为用，以五虎元建壬日丁壬，壬字顺行程将壬加寅上，顺数至戊字，上见庚化金，是戊上火见庚金。歌云：火金乙己汗如倾。火化热，金化燥，乙日、己日相蒸，自然汗出，或云，第二日或第四[②]日。

又如丑生人，丙寅日得病，寅是阳日，从辰上加人命丑字，顺数至司天寅上见亥字，是心胞火，只取此火为用，以五虎元建丙辛却从庚上数，丙日起庚寅，顺数至亥见己，己化土。歌云：土火乙庚疾大减。逢乙日、庚日病减瘥，或在第二日、第七日。

又如寅生人，乙亥日得病，亥日阴支，从第五位卯上起人命寅字，顺数至亥司天上见戊，汗瘥图看是小肠火，五虎元建乙上起戊寅，数至戊见丙，丙化水。歌云：火水丙己。逢丙日、己日当瘥，火化热，水化寒，寒热交作，而大汗解矣。

又如巳生人，辛酉日病，酉是阴日，从丑上起人命巳字，顺数至酉司天见丑字，属脾土，以五虎元建辛日起庚寅，顺至丑上见辛字，辛化水。歌云：水土甲己从来道。水当有汗，被土克之，甲己日无汗，亦自瘥矣。

---

① 己之类其余：原文漫漶不清，据同治手抄本补。

② 四：据文义，当作“六”。

逐日司天运气汗瘥法

伤寒手三阴三阳运气从午至亥。

假如**甲午日**病，是手少阴经，甲属土运，午为火气，歌云：土火乙庚疾大减。

乙未日病是手太阴经，乙属金运，未为金气，歌云：金见丁辛。

丙申日病是手少阳经，丙属水运，申为火气，歌云：水火丙己。

丁酉日病是手阳明经，丁属木[①]运，酉为金气，歌云：金木安康在丙庚。

戊戌日病是手太阳经，戊属火运，戌为火气，歌云：火乙丁。

己亥日病是手厥阴经，己属土运，亥为火气，歌云：土火乙庚疾大减。

伤寒足三阴三阳运气从子至巳。

假如**甲子日**病，是足少阴经，甲属土运，子为水气，歌云：土水甲己从来道。

乙丑日病足太阴经，乙属金运，丑为土[②]气，歌云：金土丁壬汗自[③]蒸。

丙寅日病足少阳经，丙属水运，寅为木气，歌云：水木元来号甲丁。

丁卯日病足阳明经，丁属木运，卯为土气，歌云：木土丙

---

① 木：原作“本”，据文义改。

② 土：原作“大”，据文义改。

③ 自：上文歌诀作“似”。

辛之日瘥。

戊辰日病足太阳经，戊属火运，辰为水气，歌云：水火丙己。

己巳日病是足厥阴，己属土运，巳属木气，歌云：土木[①]丙辛之日瘥。

上此十二例，余仿此推。

伤寒棺墓图凡二局

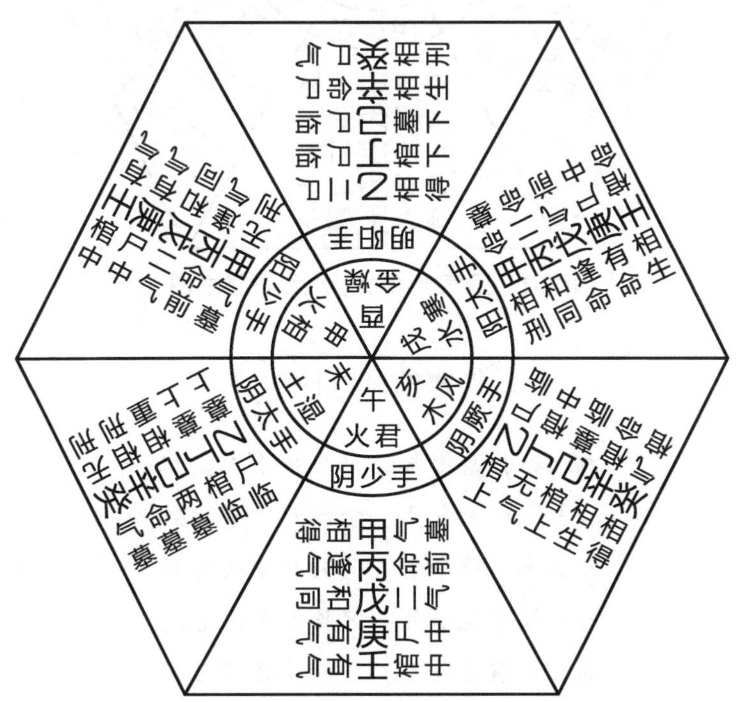

图 31　运气加临棺墓手经指掌之图

---

① 土木：上文歌诀作“木土”。

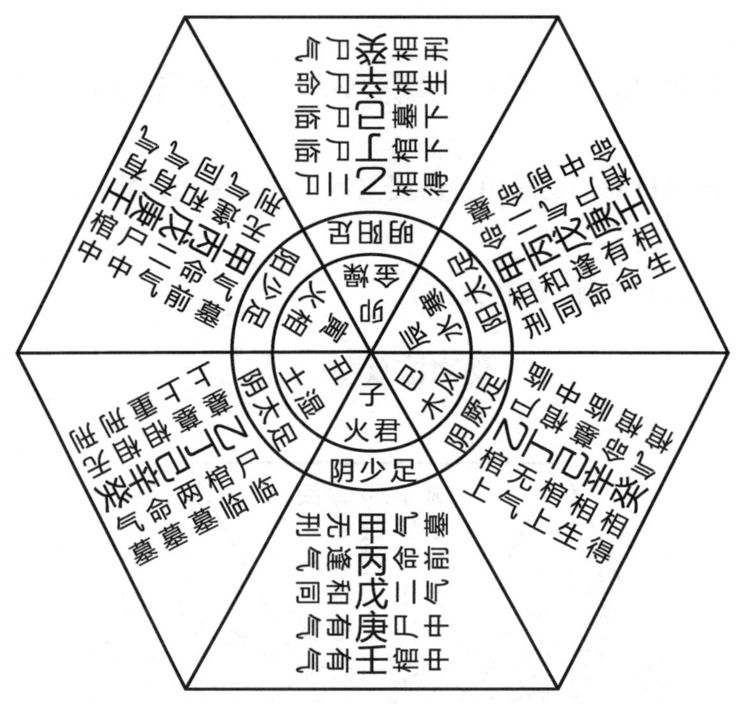

图 32　运气加临棺墓足经指掌之图

伤寒棺墓总例歌

木土棺临墓上知，尸临墓下土金归。

二木棺中无气止，金水尸中有归随。

火水气前逢命者，金火尸中有气微。

木火棺中生有气，尸临棺下木金危。

水火命前逢气可，土木逢之不可推。

墓临棺上多应死，尸临棺下救时迟。

金土尸来临墓上，病人危困不须疑。

尸向棺头金木位，患家犹自好求医。

甲己墓土，乙庚尸金，丙辛命水，丁壬棺木，戊癸气火。

棺墓名例

二木棺中无气，**木火**棺中有气，**木土**棺临墓上，**木金**尸临棺下，**木水**棺命相生。

二火二气和同，**火木**气棺相得，**火土**气墓无刑，**火金**尸气相刑，**火水**气前逢命。

二土两墓相重，**土木**墓临棺上，**土火**气墓相得，**土金**尸临墓下，**土水**墓命相刑。

二金二尸相得，**金木**尸临棺上，**金火**尸中有气，**金土**尸临墓上，**金水**尸中有命。

二水两命和同，**水木**棺命相生，**水火**命前逢气，**水土**命墓相刑，**水金**命尸相生。

棺墓起例诀

假如辰生人，甲子日得病，子日阳支，从前第三位寅上，加人命辰字，顺数司天子上见寅字。以棺墓图看，寅系足少阳火，将此火为用，再以五虎元建，甲日起丙寅，顺数至司天子见丙，丙化水，歌云：火水[①]命前逢气可。火为气，水为命，有气有命，其人虽病不死。

又如巳生人，丙寅日得病，寅是阳日，从辰上起人命巳，顺数至司天寅上见卯字，看图内乃足阳明金，以此金为用，五虎元建丙日起庚寅，则本日司天就是庚字，庚化金，为尸金见金，谓之二尸相得，病虽剧，不至死。

又如子年人，乙亥日得病，阴日，从前第五卯上数人命，

① 火水：上文歌诀作“水火”。

顺至司天亥上见申，手少阳火，五虎元建乙日起戊寅，数至司天亥上见丁化木，火为气，木为棺，歌云：木火棺中生有气，其病即瘥。

又如亥生人，癸丑日病，阴日，从巳上起人命亥，顺至司天丑上见未，手太阴土，五虎元建丁[①]日起甲寅，至司天丑上见乙化金，土为墓，金为尸，歌云：尸临墓下土金归，其病即死。

伤寒运气相克病证衰旺歌

气旺人衰应不死，人旺气衰必定亡。
火水克人元是吉，人命克气夭非常。
运克气时无灾苦，气来克运必须忙。
若逢尸绝并丘墓，必定难逃此度殃。

三丘五墓歌

命前一杀是三丘，斯人得病必须忧。
命后一杀为五墓，相逢必定泪交流。
但将五虎元中建，又逢棺椁墓休囚。
日神若无棺尸墓，不治其人病自瘳。

寅卯辰生人，辰是三丘，丑是五墓。巳午未生人，未是三丘，辰为五墓。申酉戌生人，戌是三丘，未为五墓。亥子丑生人，丑是三丘，戌为五墓。甲乙寅卯为棺，庚辛申酉[②]为尸，戊己辰戌丑未为墓，壬癸子亥为命，丙丁[③]巳午为气。此例用

① 丁：据文义，当为“癸”。
② 庚辛申酉：原文不清，据文义补。
③ 丙丁：原文不清，据文义补。

五虎元建，从寅顺至司天，见尸棺墓全，又逢三丘五墓杀，主死。若不全有，或得有命有气，吉在中，虽困不死。

假如甲子生人，乙丑日病，日干属木为棺，日支属土为墓，丑又是三丘杀，纳音金[①]为尸，五虎元建乙日起戊寅，顺至丑日见己丑，又是墓，丑土克子水，纳音己丑火克人命金，此为棺中有鬼，病即死。

又如乙酉命，己未日病，五虎元建己日起丙寅，顺至未上见辛未，辛是尸，未为五墓杀，辛金克乙木，纳音辛未土克人命[②]乙酉水，是为墓中有鬼，其病一主死。

运气精微指诀

运气逐日受病指诀歌

阳男阴女阳日病，五虎元建从寅顺。

阴日从丑逆排行，本命支止取形证。

阴男阳女阴日病，从丑建元依前顺。

阳日从寅逆建生，消息阴阳寻本命。

又如[③]申生男命，戊午日得病，系阳男阳日，五虎元建戊日起甲，从寅上顺行至本命申上见庚金，庚属[④]大肠经，受病合仲景阳戌[⑤]证，顺也。

---

① 纳音金：纳音是古代术数预测中的一种取数方法，据六十甲子纳音法则，甲子、乙丑为“海中金”，后文己丑为“霹雳火”，辛未为“路旁土”，乙酉为“泉中水”。

② 命：原文不清，据文义补。

③ 又如：原文不清，据文义补。

④ 属：原文缺，据同治手抄本补。

⑤ 阳戌：据文义当为“阳明”。

又如未生男，戊午日得病，系阴男阳日，五虎元建戊日起甲，从寅上逆行至本命未见辛，是肺经受病，合仲景太阴证，逆也。

运气逐日行流指诀歌

四仲行流巳上求，若逢季孟向龙头。

五虎加临寻本命，日干元建定因由。

子午卯酉日为四仲，寅申巳[①]亥日为四孟，辰戌丑未为四季。假如四仲日从巳上行流，四孟、四季日皆从辰上起行流，并顺行至本命支上，得何干字，名曰行流，犹变化也。十二支肖，惟龙蛇能变化，所以独取辰巳二宫起行流法。

假如前例申生男，戊午日病，将甲从寅顺至本命申上见庚，属大肠经，合阳明证主病也。午日系四仲日，再将日干戊以五虎元建甲字从巳上起，顺至本命申上见丁，是心火行流为客气也。余仿此。

主病行流虚实法歌

行流虚实鬼和棺，相生相克往来观。

假如子命女，丁丑日病，系阳女阴日，五虎元建丁日将壬起丑上，顺行至本命子上见癸，属肾水，足少阴主病也；再将壬字从辰上起，顺至本命子上见[②]庚，大肠金行流也，此为相生例。又如前例申生男[③]，戊午日病，是庚金行流见丁火，此为相克例。虚实鬼棺有例在后。

子来投母为实热，母若寻儿虚也寒。

如巳生女，己丑日病，系阴女阴日，从丑起丙，逆行至本

---

① 巳：原作"戌"，据文义改。
② 见：原文不清，据文义补。
③ 男：原文不清，据文义补。

命巳上见甲，胆主病，再将丙从辰上行流，至巳得丁，甲属木，丁属火，为子投母主实热。又如前子[①]命女，丁丑日病，建至主病是癸，肾水行流，得庚大肠金，为母去寻儿，肾主虚，水主寒，其病四肢逆冷也。

鬼走入棺先寒盛，移棺见鬼后加寒。

如戊命男，丁日病，将壬从丑逆行至戌本命上见乙，肝厥阴木主病，再将壬从辰顺至戌，行流见戊胃土，木克土，谓之鬼入棺，先寒数日而后热，内实外虚。又如子命男，戊午日病，将甲从寅顺行至本命子上见甲，胆属足少阳木主病，再将甲从巳上行流至子，得辛金，金克木，谓之移棺[②]见鬼，内虚外实[③]，先热后变寒也。

本宫为主行流客，五虎元中认的端。

先将元建从寅丑上，随阴阳逆顺，寻本命所得之证，谓之本宫，为主病也。后将元建从辰或巳皆顺至本命，所得何干，谓之行流，为客证也。

火到行流宜发汗，水寒温里不多言。

行流见火主热，或无汗，用辛甘发散。若见水为寒[④]，或痞闷，或汗出，宜温里。

外实内虚宜发汗，外虚内实下虽宽。

解见前。

金到行流因主气，木风火热水寒泉，
土主食伤并膈满，加临前后决平安。

---

① 子：原作“二”，据文义改。
② 棺：原作“官”，据文义改。
③ 实：原作“贯”，据文义改。
④ 寒：原文不清，据文义补。

十二经络主病行流形证歌凡十三首

甲木足少阳胆经主病遇申日属手少阳

相火寅甲足少阳，胆家经络热脾黄，
上攻头目多风热，本位临官胆有伤，
火到心惊双目痛，土逢寒冷刺膀胱，
金到甲木反寒嗽，水至浑身冷硬僵。

乙木足厥阴肝经主病遇亥日属手厥阴包络

厥阴风木足难行，肾宫经络出于肝，
水至小便生淋沥，木来双目泪潺潺，
土到反成黄病起，金临两目黑睛干，
火来不治自然愈，六日依稀病自宽。

丙火手太阳小肠经主病

丙火戌中手太阳，受病元来属小肠，
木主风来脐腹痛，频频便血大难当，
火到心家应不瘥，金来反主胆心狂，
水见生寒三五日，虽然治疗也乖张。

丁火手少阴心经主病

午为少阴心上寒，时时惊燥主风痫，
火加心热还心痛，木来痈肿胃多涎[①]，
土逢吐逆舌干缩，金入阳明便闷难[②]，
水出自愁寒气作，三朝五日病人安。

---

① 涎：原作“延”，据同治手抄本改。

② 便闷难：原文不清，据同治手抄本补。

戊土足阳明胃经主病

戊足阳明上卯位，胃家经络肺相依，
木风肠结多昏胀，土至淋漓小便迟，
胃中见火生烦躁，水临下利冷肠脐，
火若加金难得瘥，三日依稀见病机。

己土足太阴脾经主病

丑足太阴是土基，元知经络出于脾，
加木胃涎风胀满，三焦逢火胃生时，
临土二阴难见瘥，金木稀泥在唾涕，
二水若加为水肿，十日之间定主危。

庚金手阳明大肠经主病

燥金酉位手阳明，大肠经络本于庚，
木自风临金自结，火逢便血痛无情，
土若运来为痁痢，水为大泻似雷鸣，
三日不安反是恶，却为风盛下临轻。

辛金手太阴肺经主病

辛金未上手太阴，肺家经络最难寻，
木临涎上生痈肿，咳嗽时时被火侵，
水泻大肠物不化，忽然逢热是逢金，
不顺木来停膈吐，反恶憎寒见水深。

壬水足太阳膀胱经主病

壬水辰宫足太阳，细寻经络出膀胱，
水临本位伤寒候，火到频虚内有伤，

土至必因气喘噎，金来腰痛冷[①]如霜，
木则生风脐下结，三朝反见病难当。

癸水足少阴肾经主病

癸临[②]君火足少阴，肾家经络水相因，
水到伤寒青爪[③]目，火临面[④]赤发于心，
木风远发如蝉吼，金来寒冷不能禁，
七日反黄因见土，加临运气细推寻。

甲申手少阳三焦火主病

少阳申上手阳明，经络三焦不有形，
膈上生涎传到水，咽间疮发火来侵，
水泻大肠滓不化，此时寒热痛眉颦，
木土相临生吐逆，反恶憎寒不可陈。

乙亥手厥阴胞络火主病

亥手厥阴心包络，频频火热及风生，
木到心寒冬苦水，火来恐怖却心惊，
土到心头如石硬，金反脾中作痛声，
变[⑤]恶愁逢壬癸水，舌上生疮患在心。

伤寒两感歌

凡人得病号伤寒，两[⑥]感伤寒法一般，

① 冷：原文不清，据同治手抄本补。
② 癸临：原文不清，据同治手抄本补。
③ 青爪：原文不清，据同治手抄本补。
④ 面：原作“而”，据同治手抄本改。
⑤ 变：原文不清，据同治手抄本补。
⑥ 两：原文不清，据同治手抄本补。

金到金时为两感，木逢木位病难安，

水到水宫火临火，土临本位两相干，

医人若晓从前法，元建行流局上观。

两感者，如肝胆同经络，病则难已，心与小肠同经络，亦是两感，余仿此。

假如申生男，辛巳日病，元建以庚从丑逆行，至本命申上见乙，再以辰土起庚，行流至命见甲，乙肝甲胆同经络。

又如寅生女，己巳日病，元建以丙从丑顺行，至本命寅上见丁，再以丙从辰上行流至命上见[①]丙也，丁是手少阴心火，丙是手太阳小肠火，此[②]名两感。

① 见：原文不清，据同治手抄本补。

② 此：原文不清，据同治手抄本补。

重编伤寒铃法运气全书卷之六

广平程德齐浦云　括要

鳌峰熊宗立道轩　重编

伤寒铃法归号歌

上阳日月辰巳宫，中阳午上起贪星，
下阳子震离兑坎，阳明卯木顺排连。
逢申便是劳复证，寅上须安霍乱名。
寅申少阳纪一证，太阴[①]丑母用心精。
少阴子起天人地，痓亥暍卯湿未寻。
若问厥阴归号处，亥管乾来巳上坤。
调理伤寒真妙诀，黄金万两价犹轻。

伤寒铃法着病字号歌

日月俱铃上太阳，日十月六各分张。
贪巨禄文廉武破，六十六法属中阳。
震离兑坎三十九，此者名为下太阳。
阳明木火土金水，四十四证五行藏。
纪属少阳只一证，太阴三法母身傍。
少阴子起天人地，二十三种是寻常。
乾坤厥阴一十九，霍劳各六定阴阳。
更有痓湿暍等证，九法子细为消详。

---

① 太阴：原作“少阴”，据文义改。

阳证一百六十六，阴证四十五条章。

不可发汗二十六,四十一证汗宜良。

不可吐下各五证，可下亦五吐何妨。

法分三百九十七，药有一百十三方。

内有五丸并八散，除却十三都是汤。

仲景元来为小数，总于前证尽包藏。

后学若能通此法，强如端坐检名方。

痉湿暍证歌

痉家元是太阳余，月庚第一不为虚。

阳明四十零四证，水戊湿证一中除。

少阴二十零三证，暍寒亥上此中推。

伤寒着病铃例三阴三阳字号图

上太阳一十六证

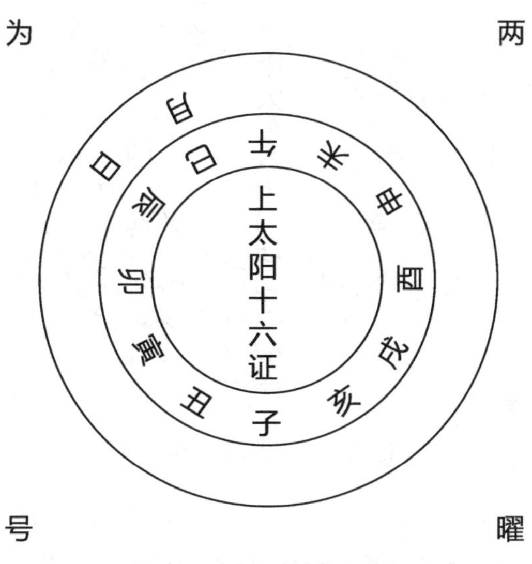

图 33　上太阳字号图

假如月字号下六证数到庚辛壬癸四字，庚辛退戊[1]，壬癸退己。

日字号十证

上太**甲乙丁**桂枝，**丙**用葛根加桂时。

戊内寻证随方治，桂加杏朴**己**相随。

庚加附子**辛**去芍，去芍**壬**中加附知。

桂枝麻黄各半**癸**，后来学者记心机。

月字号六证

先刺池府**甲**桂强，**乙**中桂二一麻黄。

白虎加参寻**丙**内，**丁**桂二越婢一汤。

戊桂去桂加苍术，**己**是干姜甘草汤。

芍草调承并四逆，相邀同在己边傍。

中太阳六十六证

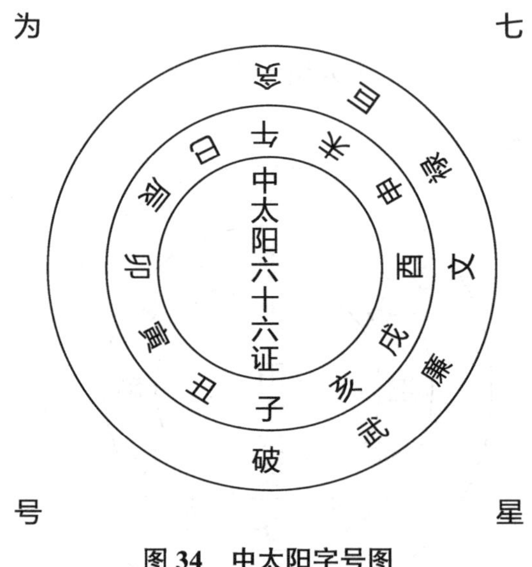

图 34　中太阳字号图

① 退戊：原文不清，据《重编伤寒运气铃法归号秘要全书》补。

假如破字号下六证已，依上太阳月字号下所退。

贪字号十证

贪中**甲乙**葛根汤，**丙**加半夏入前方。
葛根黄连芩**丁**内，**戊己庚**中是麻黄。
辛壬大青龙最妙，**癸**小青龙是本乡

巨字号十证

中阳巨**甲**小青龙，桂加厚杏**丙**形连。
桂枝**乙丁戊壬癸**，麻黄汤内**己辛庚**。

禄字号十证

麻黄**甲**禄最为良，桂枝**乙丙**妙神方。
姜附**丁**桂[①]**戊**芍药，麻杏甘膏**己**内藏。
桂枝甘草**庚**堪用，**辛**茯桂甘大枣汤。
厚甘半参**壬**内立，茯桂术甘**癸**是常。

文字号十证

文**甲**芍甘附子尊，茯苓四逆**乙**相吞。
丙内调承君记取，五苓**丁戊**更兼**庚**。
茯苓甘草须寻**己**，栀子豉内**壬癸辛**。

廉字号十证

廉**甲**栀厚**乙**栀姜，**丙**宜真武**丁**余粮。
戊内四逆**己**调胃，桂枝**庚**后小柴强。

武字号十证

武**甲**小柴**乙**建中，**丙**内大柴神有功。
丁柴加芒**戊**调胃，承气桃核**己**中逢。
庚柴龙骨牡蛎妙，**辛壬**两字刺期门。
癸中用药知何是，救逆汤加品味浓。

---

① 姜附丁桂：原文不清，据《重编伤寒运气钤法归号秘要全书》补。

破字号六证

桂枝加桂破**甲**边，桂甘龙牡**乙**排连。

丁戊抵当**丙**调胃，轮流破**己**抵当丸。

下太阳三十九证

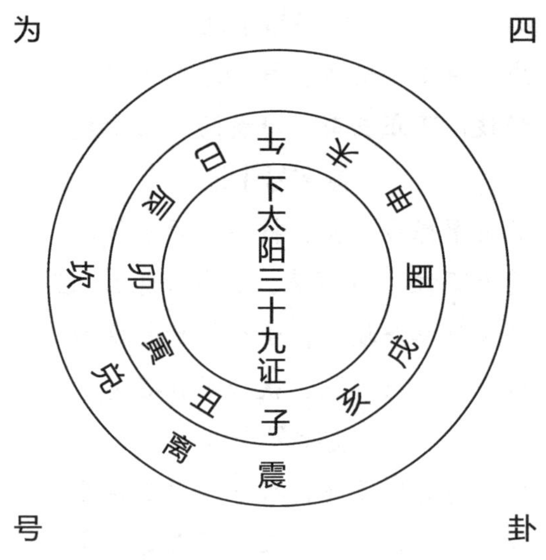

图35　下太阳字号图

假如坎字号下九证，癸字只纳壬。如子生人子日病，则震字号下，其余生人子日病，则破字号下，属中太阳。

震字号十证

大陷胸丸震**甲**方，**乙丙丁戊**大胸汤。

庚蛤**辛**苓**己**小陷，**壬**中白散**癸**椎当。

离字号十证

小柴胡汤离**甲丁**，柴胡枝桂①**乙**相侵。

丙柴桂姜**己**十枣，五苓散妙出于**壬**。

---

① 枝桂：据文义当作“桂枝”。

庚大黄连**戊**半夏，**癸**姜**辛**附泻心评。

兑字号十证

兑**甲**甘草泻心汤，**乙**赤石脂禹余粮。

旋覆代赭石于**丙**，麻杏甘膏**丁**内藏。

戊桂参**庚**大柴妙，**己**大黄连泻心汤。

辛中瓜蒂**壬**不治，白虎加参**癸**是方。

坎字号九证

坎中**甲乙**虎加参，**丙**刺大椎**戊**黄连。

丁向黄芩加半夏，桂枝附子**己**来争。

庚甘附子**辛**白虎，炙甘草可傍**壬**壬。

阳明四十四证

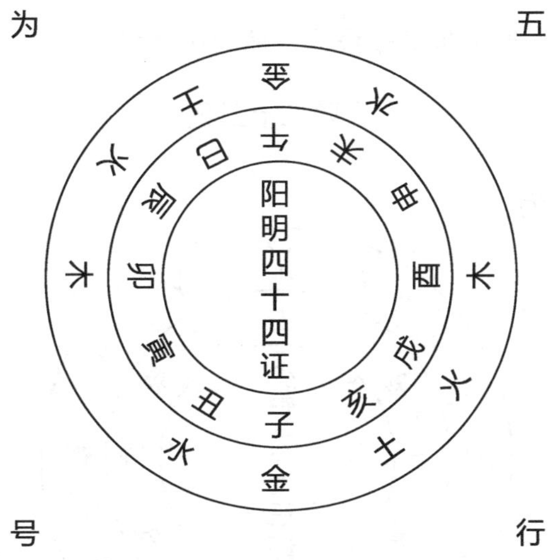

图 36　阳明证字号图

假如水字号下四证，戊己庚纳丙，辛壬癸纳丁。

木字号十证

调胃木**甲**是阳明，**丙丁己**向小承分。

戊乙癸庚辛是大，**壬**中白虎自来尊。

火字号十证

火来**甲戊**香豉栀，**乙**虎**丙**猪**丁**四逆。

己庚辛向小柴胡，**壬**是麻黄**癸**导蜜。

土字号十证

土桂**甲己乙**麻黄，**丙**是茵陈抵当**丁**。

戊庚辛属大承气，**壬**主茱萸**癸**五苓。

金字号十证

金**甲**麻仁丸最新，**乙丙**调胃便来亲。

丁内小承堪作伴，从**戊**至**癸**大承迎。

水字号四证

阳明水**甲**抵当汤，**乙**使茵陈最是强。

栀子柏皮寻**丙**队，麻翘小豆水**丁**方。

少阴二十三证

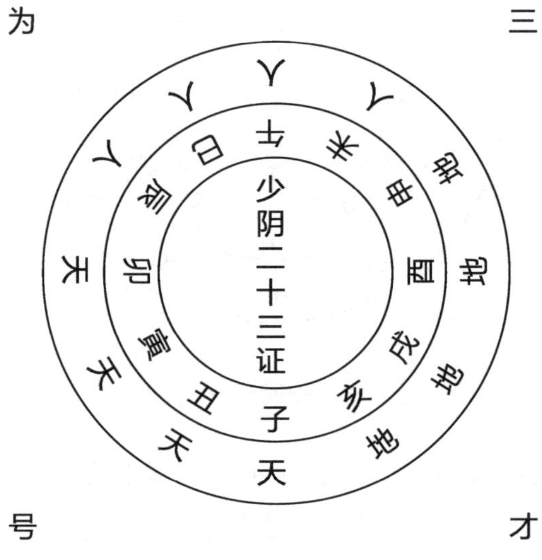

图 37　少阴证字号图

假如地字号三证，丁戊己纳甲，庚辛纳乙，壬癸纳丙。

天字号十证

天**甲**麻黄辛[1]附高，麻黄附草**乙**相包。

黄连阿胶**丙**内用，**戊丁**附子**己庚**桃。

辛内茱萸**癸**甘桔，**壬**向猪肤意气交。

人地二号共十三证

人**甲**苦酒**丙**白通，半夏散与**乙**家逢。

丁内白通猪胆汁，**戊**中真武有神功。

通脉四逆须寻**己**，**辛**用猪苓四逆**庚**。

壬癸大承兼地**甲**，四逆相承**乙丙**同。

少阳一证

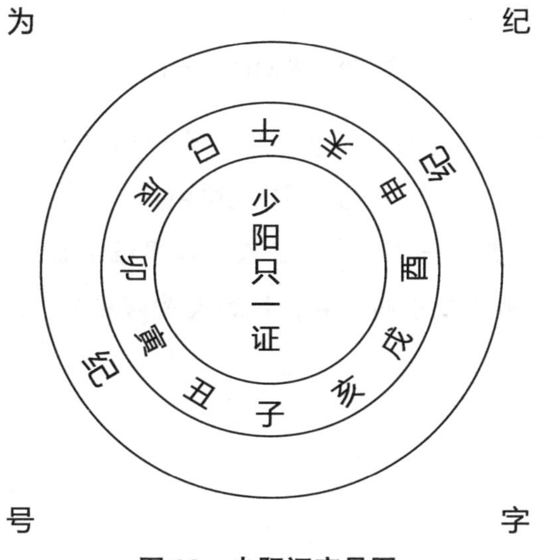

图 38　少阳证字号图

① 辛：原文“辛”字体加粗，据文义，此处当指“细辛”，故字体不加粗。

假如[1]十二支上数到寅申二字，只为少阳证。

太阴三证

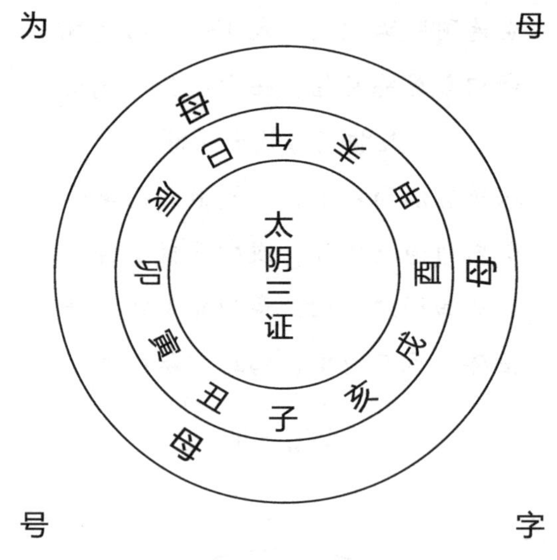

图 39　太阴证字号图

假如母字号下三证，丑寅二字三合巳酉丑为号。

纪母二字号共四证

少阳一证小柴胡，太阴母**甲**桂枝除。

第二**乙**中四逆辈，桂加大黄**丙**相如[2]。

① 假如：原文不清，据文义补。

② 如：原文缺，据《重编伤寒运气钤法归号秘要全书》补。

厥阴十九证

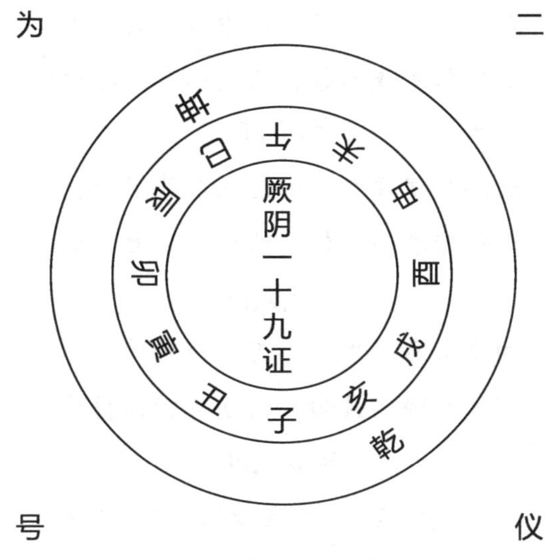

图 40　厥阴证字号图

假如乾坤字号下十九证，癸纳壬，乾字为号。

乾字号十证

乾**甲**乌梅**乙**虎差，当归四逆**丙**中猜。

当逆加吴姜**丁**妙，**戊己**四逆**庚**蒂来。

壬向两麻**辛**茯草，姜连芩参**癸**内排。

坤字号九证

坤**甲**四逆通脉分，**乙丁**白头**丙**桂尊。

戊内小承**庚**四逆，**己**中栀子豉为神。

辛是茱萸宜记取，**壬**调承气及猪苓。

附痉湿暍霍乱劳复等证

痉五证

痉**甲**元来是葛根，桂枝加葛**乙**中寻。

桂枝加萎向**丙**说，续命居**丁戊**大承。

湿六证

湿**甲**元来是五苓，**乙**中栀柏**丙**猪苓。

丁麻加术**戊**瓜蒂，**己**向麻黄薏杏仁。

暍三证

太阳暍**甲**虎加参，**乙**来瓜蒂最宜行。

丙作猪苓为伴侣，钤中妙诀要人能。

霍乱六证

四逆加参乱**甲**施，五苓理中丸**乙**宜。

丁戊四逆汤最妙，**己**逆加胆**丙**桂枝。

劳复六证

复**甲**烧裩**丙**小柴，山栀枳豉**乙**中来。

丁牡蛎泻理中**戊**，石膏竹叶**己**家回。

伤寒识证认字号用药歌

甲子司天午人病，元例已知太阳证。

再将日干加人命，顺至司天便是应。

数看至者是何干，寻号即着支上定。

假如甲子司天，午生人得病，子阳日，将午字从寅顺至司天子上见辰，是知属中太阳证，何以知是中太阳？看图上字号司天子在破字上，故知属中太阳破字证。却再将日干甲字，又从本命午上，顺数至司天子上，再见庚字，庚第七，所以用破字号下第七号药。

钤法云：惟子生人子日病，则属下太阳震字证，其余生命人，子日只属中太阳破字。

又如卯生人，乙丑日病，丑阴日，将卯从巳数至司天丑上见亥，是厥阴证，再将日干乙字，从卯上顺数至司天丑上，又见乙字，乙第二，是知属乾字下第[1]二证，药用白虎汤。

又如寅生人，丁卯日病，以寅从未起数至司天卯上见戌，太阳证，再将日干丁字从寅数至卯得戊字[2]，是知属下太阳坎戊号下证，药用黄连汤。

又例巳生人，戊寅日病，将巳从辰上起顺数至司天寅上见卯，阳明证，再将日干戊字从巳上顺至后司天寅，见丁，是知霍乱第四证丁字号药，四逆汤主之。此例本阳明证，归号歌云：寅上须安霍乱名，是寅日司天也。

---

① 下第：原文不清，据文义补。

② 字：原文不清，据文义补。

重编伤寒铃法运气全书卷之七

上太阳脉病证治十六证

日甲

阳浮阴弱热虚煌，阴弱阳浮汗出洋。
啬啬恶寒翕翕热，鼻鸣干呕**桂枝汤**（一）。

日乙

太阳头痛热而隆，汗出之时又恶风。
荣气既虚干卫气，**桂枝汤**剂可专攻（一）。

日丙

太阳项皆强如弓，汗出滋滋反恶风。
加葛桂枝汤可主（十八），麻黄入口便成凶。

日丁

太阳项痛病当穷，下后其人气上冲。
可与**桂枝汤**疗治（一），更宜消息变而通。

日戊

太阳三日已发汗，若吐若下若温针。
不解相将成坏病，**桂枝**不可再思寻（一）。

日己

桂枝元是解肌药，酒客不喜**桂枝汤**。
吐若服之伤脓血，喘加朴杏正相当（一）。

日庚

发汗恶风漏不干，小便秘涩屈伸难。

桂枝附子汤煎服（六），阳复经温病即安。

日辛

下之脉促满胸间，煎与**桂枝去芍**餐（七）。

证在太阳当解表，邪因散去始能痊。

日壬

太阳脉促客邪干，下早须知微恶寒

桂枝汤内除芍药，却加附子病当宽（八）。

日癸

寒热脉微如疟证，恶寒吐汗下皆非。

无汗有热浑身痛，**桂枝各半**正相宜（二）。

月甲

先服桂枝烦不解，**风池风府**刺无难（外门）。

太阳经病风邪泄，再与**桂枝**立见安（一）。

月乙

桂枝已汗脉浮洪，不解如前形似疟。

桂枝二一麻黄汤（三），解散寒邪良不错。

月丙

桂枝汗后再寻思，大渴烦时病未除。

表热寒邪洪大脉，**人参白虎**病如祛（六十五[1]）。

---

① 五：原文不清，据后文补。

月丁

发热[①]恶寒难作汗，脉加微弱号无阳。

仲景方中明治法，**桂枝二越婢一汤**（四）。

月戊

下之项强仍头疼，发热汗无溲不利。

桂枝去桂加苓术（九），小便利时病即止。

月己

脉浮自汗小便多，筋急恶寒厥奈何。

烦躁咽干呕且逆，**干姜甘草**剂汤和（五十五）。

厥愈足温伸足胫，**芍药甘草**正同科（五十七）。

胃气不和何以治，**承气调胃**不为讹（二十三）。

里寒表热浮迟脉，发汗烧针用太过。

因而下利清谷者，**四逆**之功唱凯歌（七十五）。

中太阳脉病证治六十六证

贪甲

太阳项背强几几几音殊，无汗恶风表实为。

表实应知当发汗，**葛根汤**是古人垂（二十六）。

贪乙

阳明合病太阳中，自利寒邪热在胸。

修合**葛根汤**最妙（二十六），方知此诀有神通。

---

① 发热：原文不清，据《重编伤寒运气钤法归号秘要全书》补。

贪丙

太阳合病与阳明，呕而下利或不利。

半夏加入葛根汤（二十七），专以此方和胃气。

贪丁

表证医人反下之，喘无多汗表邪虚。

利时脉促详其证，**葛根连芩汤**可除（二十八）。

贪戊

无汗头疼喘恶风，痛连骨节及腰中。

皮肤发热并身痛，速用**麻黄**大有功（三十）。

贪己

太阳合病与阳明，喘满胸中下不应。

须有阳明还在表，**麻黄汤**服便通灵（二十）。

贪庚

脉浮而细十朝余，嗜卧胸中满胁拘。

兼痛**柴胡汤**可愈（二十九），**麻黄**解表再吹嘘（二十）。

贪辛

恶寒发热脉浮紧，无汗身疼躁且烦。

急服**大青龙**主治（三十五），不然肉瞤惕筋关。

贪壬

脉浮而缓身不痛，身重乍轻冒中风。

厥而吐利无重证，**大者青龙**立便通（三十五）。

贪癸

在表心中水气停，呕而发热嗽声声。

渴多溺少或噎利，须**小青龙**更得宁（三十六）。

巨甲

水停喘满**小青龙**（三十六），加杏除麻补肺冲。

微利除麻宜逐水，荛花端的奏神功。

渴加栝蒌除半夏，噎加附子退麻踪。

小便不通脐下满，茯苓加入去麻同。

巨乙

太阳未解表如何，脉弱浮而汗出多。

肌体恶寒并发热，**桂枝汤**剂起沉疴（一）。

巨丙

太阳未解下之速，微喘邪干里气虚。

汤号**桂枝加厚朴，更添杏子**疾如祛（十九）。

巨丁

脉浮在表汗偏宜，复下须知逆所为。

半表**柴胡**并半里（二十九），解肌宜用**桂枝**奇（一）。

巨戊

发汗不解复下之，脉浮反下瘥而迟。

初来本是柴胡证（二十九），今与**桂枝**且解肌（一）。

巨己

发热身疼汗又无，脉浮而紧躁烦拘。

日来八九证加衄，宜与**麻黄汤**解除（二十）。

巨庚

脉浮而数当行汗，气短身疼属太阳。

洒洒恶寒肢体重，**麻黄**一服便清凉（二十）。

巨辛

脉浮骨节痛连皮，发热身疼汗可宜。

速用**麻黄汤**作剂（二十），能令患者快舒眉。

巨壬

汗出应知卫气和，风邪未散不能科。

若使**桂枝**为解表（一），管教患者笑呵呵。

巨癸

患者若无他证候，时时发热汗犹多。

四体相拘当解表，**桂枝汤**服辄调和（一）。

禄甲

伤寒在表脉浮紧，不发汗而致衄来。

经血妄行何以治，**麻黄汤**剂笑颜开（二十）。

禄乙

头疼七日便硬难，有热须知承气宽。

在表溲清当解表，衄来终用**桂枝**言（一）。

禄丙

发汗不解又生烦，脉浮而数汗多端。

一身复热邪犹在，速用**桂枝**即便安。

禄丁

已经汗下犹来躁，夜静昼烦表里虚。

脉反沉迟无大热，**干姜附子**莫相拘（七十三）。

禄戊

汗后身痛脉沉迟，**芍药参姜入桂枝**（十一）。

荣气虚而因致此，䟽[①]邪养血是便宜。

禄己

汗后已无桂枝证，喘而微热表邪为。

麻黄杏草石膏剂（二十一），以散其邪病自除。

禄庚

发汗过多自冒心，其人叉手按胸襟。

桂枝甘草汤为妙（十五），气之不足立能冲。

禄辛

汗后心虚气不浑，脐间动悸作奔豚。

茯苓甘桂并大枣（五十一），肾气调和效莫论。

禄壬

汗后腹满内无津，**厚朴姜甘半夏参**（五十八）。

降气和脾通壅滞，服之立效是回生。

禄癸

吐下连施过妄攻，心中逆满气冲胸。

脉沉而紧身摇振，**桂茯苓甘白术功**（五十二）。

---

① 䟽：同“疏”，下同。

文甲

汗后阳微即恶寒，里虚便利起多端。

芍药附甘汤主治（七十二），调和荣卫即平安。

文乙

汗后效功试周天，其邪犹在躁烦边。

茯苓四逆[1]为汤剂（七十八），仲景方中已载传。

文丙

发汗恶寒是表虚，不寒但热里邪为。

当和胃气其中理，**调胃承气汤**可除（四十三）。

文丁

汗后胃中渴燥干，不眠欲饮脉浮烦。

小便不利兼微热，服下**五苓**津液还（六十六）。

文戊

脉浮而数加烦渴，汗后犹渴未能安。

和表**五苓**兼润燥（六十六），调和荣卫是何难。

文己

汗出渴时用五苓，汗而不渴再思寻。

茯苓甘草汤宜用（五十三），便是医中活法人。

文庚

中风发热六七日，不解而烦有表里。

---

① 茯苓四逆：《伤寒论》第69条："发汗，若下之，病仍不解，烦躁者，茯苓四逆汤主之。"

渴饮其浆欲吐时，方信**五苓**攻水逆（六十六）。

文辛

汗吐下后热虚烦，反覆无眠昼夜冤。

懊侬[①]心中邪更甚，可将**栀子豉汤**煎（四十五）。

文壬

汗后表邪热不闲，胸中窒塞躁而烦。

可煎**栀子豉汤**吐（四十五），热退邪消即见痊。

文癸

伤寒下后身犹热，渐觉心中成痛结。

豆豉栀子恰相宜（四十五），去病犹如汤泼雪。

廉甲

伤寒下后又心烦，腹满其人卧不安。

试问名医何以治，**山栀厚朴**疗何难（四十八）。

廉乙

丸药下之热不去，正气损亏邪气留。

热在胸中烦闷闷，**干姜栀子**正相投（四十九）。

廉丙

汗而不解热难除，心悸头眩瞤动虚。

振振欲擗浑如仆，须凭**真武**作阳扶（百五）。

廉丁

汗重恍惚致虚深，心乱无便痛入阴。

---

① 懊侬：懊恼。

可觅**余粮丸**作药（百九），不须妄炙及投针。

廉戊

下之续得利清便，疼痛浑身在表牵。

救里先须投**四逆**（七十五），表邪然后**桂枝**煎（一）。

廉己

振栗阳微频汗出，脉微阴解下之应。

调胃承气汤宜服（四十三），能便其人即便轻。

廉庚

荣虚汗出热犹长，少气时时并卫强。

好与**桂枝汤**解散（一），调和荣卫即安康。

廉辛

往来寒热满胸痛，不言不食喜呕扶。

或渴而烦或腹痛，或鞕胁痞悸心拘。

小便不利身微热，不渴胸中或嗽呼。

表里寒邪无定处，收功全在**小柴胡**（二十九）。

廉壬

寒热邪因凑[①]理开，相连脏腑痛其来。

有时默默任呕哕，愈病之功在**小柴**（二十九）。

廉癸

恶风项强六朝论，胁满渴而手足温。

身热邪干于表里，**柴胡汤**剂甚为尊（二十九）。

---

① 凑：通“腠”，皮下肌肉之间的空隙。

武甲

阳涩阴弦塞在里，腹中急痛**建中**敷（三十七）。
不瘥皆因邪未已，去苓加芍**小柴胡**（二十九）。

武乙

伤寒心悸二三日，气搏而烦致血虚。
小建中汤偏建里（三十七），名方备载不模糊。

武丙

过经曾下十余日，郁郁微烦呕不安。
心下急时除胃热，**大柴胡**剂愈何难。

武丁

伤寒不解十二日，潮热邪干发日晡。
微利胸中兼胁痛，呕时反下辨迷途。
若施丸药非其治，肠胃乘虚热利瘏[1]。
外解**柴胡**宜主治，**芒硝**加入悉能扶（三十四）。

武戊

伤寒不解又过经，谵语方知有热蒸。
治非内实因丸下，胃间客热用**调承**（四十三）。

武己

其人热结在膀胱，外已解而又发狂。
小腹急疼目且畜[2]，**桃仁承气**甚相当（四十四）。

---

① 瘏（tú 图）：疲劳致病。

② 目且畜：此三字文义不通，《重编伤寒运气钤法归号秘要全书》作“因血畜”，当是。

武庚

八日下之胸满烦，小便不利一身难。

邪伤谵语身难转，**龙骨柴胡牡蛎**安（三十三）。

武辛

伤寒腹满谵言时，寸紧而浮肝乘脾。

纵刺期门除盛气（外门），方知土木泻无疑。

武壬

恶寒啬啬小便通，大渴烦而腹满充。

自汗出时方欲解，肝横乘肺刺**期门**（外门）。

武癸

脉浮火迫必惊狂，起卧不安耗损伤。

去芍桂枝加蜀漆，**蛎房**[①]**龙骨救逆汤**（十）。

破甲

烧针令汗被寒追，核起针痕小腹拘。

必发奔豚须灸核，**桂枝加桂**必然除（五）。

破乙

火邪复下及烧针，安得无烦燥愈深。

龙骨桂甘牡蛎药（十），其邪自散见平宁。

破丙

太阳过经十日余，心下温温欲吐之。

腹满便溏烦郁闷，**调承胃气**合相宜（四十二）。

---

① 蛎房：牡蛎。

破丁

瘀热明知是太阳，脉微沉且病如狂。

下焦小腹硬犹满，去血须还**抵当汤**（九十一）。

破戊

脉沉而结病身黄，可与茵陈利小肠。

畜血如狂何以治，汤名**抵当**是仙方（九十一）。

破己

热在下焦小便急，小便不利今反利。

多因畜血在其中，**抵当丸**儿为主治（九十）。

下太阳脉病证治三十九证

震甲

结胸之病项皆强，形证如同柔痉状。

邪结胸中俯仰难，**陷胸丸**子除凄怆（三十九）。

震乙

头疼发热恶寒时，懊憹愚医反下之。

痞满心胸成硬痛，**陷胸汤**用正相宜（三十八）。

震丙

结胸伤寒六七日，脉紧而沉心下坚。

热实按之而硬痛，**陷胸汤**剂可宜行（三十八）。

震丁

伤寒十日热结里，寒热往来用大柴。

头汗结胸无大热，**大陷胸汤**水结开（三十八）。

震戊

汗重复下不大便，渴而舌燥反无眠。

日晡潮热从心下，五六日来小腹坚。

痛满连脐不可近，气虚腹内更相煎。

陷胸大者还须记（三十八），去病除邪是自然。

震己

脉滑而浮病未深，按之心下痛难禁。

除非**小陷胸汤**治（四十），此证名为小结胸。

震庚

汗解时将冷水潠[①]，灌[②]之其热复相传。

肉中粟起犹烦渴，**文蛤散**为上等论（八十七）[③]。

震辛

病在阳经当汗解，反将水潠益烦频。

粟起欲饮反不渴，文蛤无功用**五苓**（六十六）。

震壬

寒实结胸无热者，此证元知属太阳。

修合散名**三物白**（八十八），方知妙诀在仙方。

震癸

太少之阳并病干，头眩项强痛无闲。

---

① 潠（xùn 训）：含水喷也。即含水喷在患者身上。

② 灌：用水浇洒在患者身上，是古人解热法之一。

③ 八十七：原文不清，据文义补。

心胸痞结非宜汗，当刺**大椎**及肺肝（外门）。

离甲

伤寒中风七八日，发热寒邪表恶寒。
经水适来时即住，脉迟胁满凝胸间。
身凉谵语结胸状，此热方知血室干。
当刺**期门**肝气泄（外门），**柴胡汤**小即时安（二十九[①]）。

离乙

七朝发热微恶寒，肢节烦疼呕且干。
须疑心下犹存结，**柴胡桂枝**立解痉（三十一）。

离丙

曾经汗下五六日，小便不利渴烦长。
寒热往来胸胁满，**柴胡姜桂**是其方（三十二）。

离丁

呕而发热**小柴胡**（二十九），妄处他方闷痛满。
心下满而成硬痛，**陷胸汤**剂即时苏（三十八[②]）。

离戊

蒸蒸发热辨阴阳，不与柴胡可较量。
但满痞然无痛者，宜煎**半夏泻心汤**（六十一）。

离己

漐漐[③]汗来作有时，心中痞硬痛无期。

---

① 二十九：原作“二十”，据文义此处为小柴胡汤，当作“二十九”。
② 三十八：原文不清，据文义此处为大陷胸汤，当作“三十八”。
③ 漐漐：出汗的样子。

不寒干呕表方解，**十枣汤**煎治里宜（八十九）。

离庚

痞拘心下按之濡，脉在关浮热反无。

实热虚邪须辨识，**大黄黄连泻心**除（五十九）。

离辛

心下痞而复恶寒，表虚汗出里宜看。

固阳识证寻其理，**附子泻心汤**主安（六十）。

离壬

下之心痞泻心汤，不解其人渴饮浆。

口燥烦加溲不利，**五苓**之散效非常（六十六）。

离癸

汗解之时胃不和，心胸痞硬噫难磨。

腹中下利雷鸣响，**生姜加入泻心**窝（六十一）。

兑甲

反下其人利数遭，心胸痞硬仍干呕。

水谷不化肠中响，**泻心甘草**甚相投（六十二）。

兑乙

利不止而心下硬，理中复与证尤添。

余粮脂石汤[1]为妙（百九），不瘥须当利小便。

兑丙

汗吐下后犹不解，转加气噫与心坚。

① 余粮脂石汤：即赤石脂禹余粮汤。

痞满而虚和胃气，**旋复代赭**作汤前（百十）。

兑丁

下后不宜用桂枝，汗后喘热不多时。

麻杏甘膏为至妙（二十一），方信良工是太医。

兑戊

外证未除而数下，热而逐利里虚常。

痞硬表里俱无解，**人参加向桂枝汤**（十六）。

兑己

汗下恶痞膈间，先宜解表桂枝言。

大黄攻痞**黄连**辈，加入**泻心汤**内安（五十九）。

兑庚

汗出伤寒热弗瘳，心中痞硬里当求。

呕而下利犹兼吐，须用**柴胡大**者投（三十）。

兑辛

项头不痛脉微浮，气上攻胸痞硬抽。

当吐胸烦**瓜蒂散**（百十），能除不息喘咽喉。

兑壬

饮食如常时下利，更兼舌上白胎时。

连脐引痛阴筋者，脏结元来死不医。

兑癸

吐下之时表里烦，恶风燥热舌喉干。

数升水饮犹嫌少，**白虎加参**瘳不难（六十五）。

坎甲

伤寒大热若无多，口燥心烦渴奈何。

背上恶寒犹在表，**人参白虎**自然和（六十五）。

坎乙

脉浮无汗表不解，白虎因和切不通。

大渴饮时无表证，**人参白虎**始专攻（六十五）。

坎丙

太少阳传项强时，心中痞硬劲犹拘。

弦而勿下详其证，当刺**大椎**肝肺舒（外门）。

坎丁

太阳之病合少阳，下利虽煎**黄芩汤**（八十六）。

呕者可知加药味，偏宜半夏及生姜。

坎戊

伤寒有热在胸中，邪气加临腹痛冲。

呕吐**黄连汤**可用（八十三），胃中升降始和同。

坎己

身体烦疼呕渴无，**桂枝附子**便伸舒（六十）。

大便难而小便利，桂枝加术正相符。

坎庚

风湿相抟骨节寒，屈伸频掣痛艰难。

甘草附子汤煎下（七十一），短气风邪即便宽。

坎辛

伤寒之脉动浮滑，里热寒传在表邪。

白虎汤煎除内热（六十四），始知其效若神夸。

坎壬

伤寒脉结代而还，悸动心中不自宽。

真气内虚邪更甚，**炙甘草**剂便平安（五十六）。

重编伤寒铃法运气全书卷之八

阳明脉病证治四十四证

木甲

不吐阳明向胃求，心烦不下郁蒸油。
阴阳之气无偏胜，**调胃承汤**便可投（四十三）。

木乙

汗后脉迟不恶寒，其身必重喘而难。
腹满便时粪硬结，**大承气**到即时宽（四十一）。

木丙

汗多发热恶寒焦，表在其人热不潮。
可与**小承**和胃气（四十一），能教腹满即时消。

木丁

不转矢气未可攻，腹中燥粪热难容。
大便虽硬饮水哕，少施承气略疏通（四十二）。

木戊

吐下十日大便难，日晡潮热胃邪干。
语如见鬼人何识，微喘昏沉又谵言。
惕怵循衣横直视，**大承气**剂不虚闲（四十一）。
一服便通止后药，脉弦不死涩归泉。

木己

阳明之病汗何多，津液焦枯外泄过。

谵语**小承汤一品**（四十二），胃中燥硬亦能和。

木庚

阳明谵语热而潮，食反不能燥屎焦。

便硬胃中能食者，亦宜逐结**大承调**（四十一）。

木辛

燥屎胃中谵语攻，时时汗出此为风。

表虚里实讦昏乱，**大承气汤**[①]便成功（四十一）。

木壬

三阳合病要分停，腹满身疼别重轻。

转侧艰难并谵语，不仁狂口属阳明。

微尘面垢少阳讦，遗溺之时太阳经，

手足厥冷兼自汗，除非**白虎**得安宁（六十四）。

木癸

二阳并病发潮热，漐漐汗出大便难。

下之谵语邪能愈，**承气汤**宜大者言（四十一）。

火甲

脉浮又紧口中干，腹满喘而热不寒。

发汗攻之生谵语，烧针怵惕燥加烦。

下之动气虚其胃，懊憹心中胁未宽。

---

① 大承气汤：原文作“大承汤气”，据文义改。

舌上胎生何法治，**肥栀香豉**吐之安（四十五[1]）。

火乙

渴饮水浆口舌干，中焦客热躁兼烦。

人参白虎汤宜治（六十五），润燥除邪病自痊。

火丙

发热脉浮渴饮浆，小便不利客膀胱。

猪苓汤利下焦热（六十七），或泻之时必得康。

火丁

浮脉迟而表里拘，里寒下利谷清濡。

潜心察证寻其理，**四逆汤**温用不危（七十五）。

火戊

阳明病下身犹热，手足温温不结胸。

懊侬心中饥不食，好将**栀子豉汤**攻（四十五）。

火己

病在阳明发热潮，大便溏泄小便调。

胸中胁满邪犹在，服了**柴胡**病自消（二十九）。

火庚

胁满阳明不大便，呕而舌上白胎填。

柴胡汤主通津液（二十九），胃气调和汗濈然。

火辛

脉弦浮大辨阴阳，短气难通胁满张。

---

① 四十五：原文模糊，据下文补。

嗜卧鼻干无汗出，一身面目悉能黄。

溲难潮热时加哕，耳边前后肿如芒。

十日邪由浮脉至，宜当速用**小柴汤**（二十九）。

火壬

六脉俱浮无别证，表邪[①]犹合用**麻黄**（二十）。

若添不尿腹中满，加哕之时必定亡[②]。

火癸

发汗小便自利者，津液内竭不可攻。

自欲大便犹有硬，**土瓜猪胆**[③]**蜜煎**通（百十二）。

土甲

阳明病反脉迟者，汗出多而微恶寒。

未解之时宜治汗，**桂枝汤**用表和安。

土乙

脉浮无汗是阳明，在表实而喘不宁。

解表**麻黄汤**可以（二十），宣邪发散便安平。

土丙

阳明头汗在身无，剂颈而还[④]渴欲沽。

瘀热发黄溲不利，**茵陈汤**散胜灵符（九十三）。

---

① 表邪：原文缺，据《重编伤寒运气钤法归号秘要全书》补。

② 加哕之时必定亡：《伤寒论》第232条："脉但浮，无余证者，与麻黄汤。若不尿，腹满加哕者，不治。"

③ 胆：原文缺，据文义补。

④ 剂颈而还：指头部汗出，到颈部而止，颈部以下无汗。剂，通"齐"。

土丁

证在阳明畜热缠，虽然屎硬易于便。

便中黑色邪传痫，**抵当汤**宜速以煎（九十一）。

土戊

心中懊侬下而烦，初硬后溏子细[①]看。

燥屎胃中微腹满，**大承气**速下之安（四十一）。

土已

日晡发热如疟状，汗出热烧自解之。

脉实**大承汤**可下（四十一），脉浮宜汗**桂枝**奇（一）。

土庚

下后六七日不便，烦而腹满痛相连。

是知燥屎宿食故，可与**大承气汤**煎（四十一）。

土辛

小便不利大便难，微热时时喘胃[②]干。

嗜卧多艰犹燥结，**大承气汤**下即安[③]（四十一）。

土壬

食谷难为呕更饶，**茱萸汤**剂始能调（一百）。

服汤愈甚缘何事，可易他方理上焦。

---

① 子细：认真、细致；细心。

② 胃：此处当为“冒”。

③ 小便不利大便难……大承气汤下即安：《伤寒论》第242条：“病人小便不利，大便乍难乍易，时有微热，喘冒不能卧者，有燥屎也，宜大承气汤。”

土癸

不恶寒时不呕恶，渴时发热阳明作。

小便不利里传邪，速用**五苓**君莫错（六十六）。

金甲

趺阳脉濇[①]浮相搏，濇主肾虚便溺数。

浮而胃实大便坚，丸取**麻仁**理脾约（九十二）。

金乙

伤寒汗后犹不解，发热蒸蒸[②]入胃间。

承气不拘[③]言大小，若行**调胃**亦相干（四十三）。

金丙

伤寒吐后热邪招，腹满膨胀在上焦。

不解寒邪传入胃，**承气调胃**也能消（四十三）。

金丁

汗吐下后成脾约，大便难调小便数。

微烦在里作何医，**小承气汤**真不错（四十二）。

金戊

伤寒得病七八朝，大便硬而小便调。

口渴闷心因里实，**大承气**内可通谋（四十一）。

---

① 濇：同“涩”，下同。

② 发热蒸蒸：《伤寒论》第248条：“太阳病三日，发汗不解，蒸蒸发热者，属胃也，调胃承气汤主之。”

③ 拘：原作“枸”，据文义改。

金己

目中不了睛无和，微热便难是实何。

内有热邪生此证，**大承气**饵便消磨（四十一）。

金庚

阳明发热汗犹多，津液相将内竭么。

邪攻脏腑何由退，**大承气**好起沉疴[①]（四十一）。

金辛

汗后七朝犹不解，如何腹满痛其中。

借问医家何以治，**大承气**的可成功（四十一）。

金壬

腹满如何默不言，气邪内结实便难。

除非汤煮**大承气**（四十一），涤荡其邪气自宽。

金癸

小阳合病与阳明，脉滑数而宿食因。

快取**大承**宣食积（四十一），脉弦长大贼来侵。

水甲

脉浮而数热邪缠，六七朝来不大便。

消谷喜饥因瘀血，汤名**抵当**不虚言（九十一）。

水乙

伤寒七日偏身黄，颜色浑如橘子囊。

腹满漩难因是瘅，**茵陈汤**散出名方（九十三）。

---

① 疴：同“疴”，病。

水丙

伤寒汗后几多日，身目俱黄是湿家。

发热一身疼痛者，**柏皮栀子**始为佳（五十）。

水丁

太阳发热浑身痛，中湿身黄不用愁。

赤小豆汤除湿热（二十四），麻黄加入与连轺[1]。

少阳脉病证治只一证

纪甲

未经吐下脉沉弦，胁满干呕心又烦。

寒热往来半表里，**小柴胡**证甚相干（二十九）。

太阴脉病证治三证

母甲

太阴之病脉浮迟，发汗宜当用**桂枝**（一）。

在表之时随汗散，四肢烦痛不须疑。

母乙

自利不渴太阴存，寒在中焦里用温。

脏中不定因寒故，**四逆**之功大可论（七十五）。

母丙

下因腹满痛时作，桂枝汤内加芍药。

---

① 连轺：连翘之根也。

大实由来腹满疼，**桂枝大黄**从便合（十三）。

少阴脉病证治二十三证

天甲

少阴发热脉沉藏，其病犹来在表傍。

邪气未深微发汗，**麻黄附子细辛汤**（二十三）。

天乙

少阴得病二三日，**附子麻黄甘草汤**（二十二）。

发汗微除诸里证，和荣益卫是为良。

天丙

二三日病则心烦，不得眠而变热干。

黄连阿胶汤与服（八十四），扶阴散热便为安。

天丁

少阴得病口中和，背恶寒兮问炙科。

附子汤煎寒怫散（六十八），阴消阳长愈沉疴。

天戊

身热疼痛四肢寒，少阴之病脉沉看。

脉浮手足热宜汗，骨节痛时**附子**餐（六十八）。

天已

泻痢频多血与脓，**桃花汤**却有神功（九十九）。

下焦不约寒与里，固散调和益胃中。

天庚

少阴腹痛两三日，下利频多脓血深。

小便不通因内结，**桃花汤**下正相因（九十九）。

天辛

少阴吐利病难任，手足寒邪厥冷侵。

烦燥阳争将欲死，**茱萸汤**疗免思寻（一百）。

天壬

少阴下利痛咽喉，汗出亡阳脉紧愁。

不问阴阳皆可用，**猪肤汤**汁甚相投（百一）。

天癸

少阴病证两三日，**甘草汤**来煮汁尝（五十四）。

不瘥更寻何法治，再行**桔梗**止相当（百二）。

人甲

少阴有热在咽间，致令生疮语话难。

苦酒煎汤频可漱（百四），管教即日笑开颜。

人乙

脉来微弱少阴中，咽痛寒邪客气冲。

半夏散及汤煎服（百三），好将比法变而通。

人丙

少阴下利要详明，脉若微时子细评。

寒客水津因不渴，**白通汤**服效如神（九十七）。

人丁

干呕下利或不渴，脉或无时四肢厥。

猪胆加入白通汤（九八），脉续微生暴出拙。

人戊

少阴沉重四肢疼，腹满痛而涩小便。

方名**真武**能降水（百五），呕除附子倍姜煎。

下利干姜换芍药，咳加五味细辛联。

小便自然通利者，茯苓因是被人嫌。

人己

咽痛面赤以呕干，脉绝微而不恶寒。

厥冷腹疼利清谷，**通脉汤名四逆**全（八十一）。

面时赤者加葱用，腹痛除葱芍药添。

咽痛芍除加桔梗，脉无去梗入人参。

人庚

四逆其人属少阴，那更泄利小便癃。

腹中痛咳或而悸，**四逆**煎来是散名（七十六）。

泄而下重加薤煮，小便不利茯苓行。

咳并下利加五味，腹痛因加附子添。

人辛

少阴下利六七日，咳而呕渴更心烦。

昼夜不眠知是热，**猪苓汤**可保平安（六十七）。

人壬

少阴之病二三日，口燥咽干急下之。

快取**大承汤**进步（四十一），长沙妙诀正偏宜。

人癸

少阴自利色纯青，口燥咽干蕴实深。

心下邪乘犹闷痛，**大承**倘若得安宁（四十一）。

地甲

少阴之病六七日，腹胀便难速下之。

此是阳明胜肾水，**大承气**服正当时（四十一）。

地乙

少阴之病脉沉沉，欲吐不能甚法灵。

四逆汤煎宜早服（七十五），温中复旧作平人。

地丙

欲吐心温手足寒，弦迟脉现实胸间。

吐下不宜施妙手，温中**四逆**煮汤餐（七十五）。

厥阴脉证治十九证

乾甲

蛔厥其人静复烦，脏寒膈上吐虫翻。

饥而不食食即吐，温脏**乌梅**用何言（百六）。

乾乙

脉滑而厥可推详，有热之时在里藏。

白虎汤煎除内热（六十四），何须端坐检名方。

乾丙

手足厥寒脉细微，除非**四逆入当归**（七十九）。
阳虚阴弱滋荣助，请问名医辨病机。

乾丁

厥逆其人内久寒，辛温须散复阳还。
当归四逆加萸辈（八十），再入生姜立便安。

乾戊

大汗多时热不凉，四肢拘急痛难当。
恶寒下利厥而逆，散复温阳**四逆汤**（七十五）。

乾己

大汗其人病未除，复令大下利无时。
损虚厥逆无津液，可与回阳**四逆**医（七十五）。

乾庚

心中邪结满而烦，脉紧胸间饥不餐。
胃气无邪犹厥冷，须求**瓜蒂**吐之安（百十一）。

乾辛

厥而心悸水犹停，不尔惊宜作利并。
先治其水后治厥，**茯苓甘草**作汤灵（五十三[①]）。

乾壬

寸脉沉迟手足寒，咽喉不利唾脓干。
麻黄升麻汤可与（二十五），便泄伤寒恐治难。

---

① 五十三：原作“百十”，据后文茯苓甘草汤序号，此处当为“五十三”。

乾癸

本寒复吐下之寒，啖食方咽即吐翻。

可与**干姜黄连**辈，**黄芩人参汤**内观[①]（百七）。

坤甲

下利清谷内因寒，外热时时汗未干。

更来添厥何为治，**通脉汤名四逆**全（八十一）。

坤乙

热利频频下重攻，气虚津液少疏通。

不然下利需水饮，医方可用**白头翁**（一百八）。

坤丙

下利腹胀满身痛，温里先施后表攻。

四逆汤先将利止（七十五），身疼后表**桂枝**从（一）。

坤丁

下利之时饮水浆，热而在内要推详。

白头翁汤服之愈（百八），散郁凉中可主张。

坤戊

下利肠虚谵语并，胃中燥粪不能明。

实烦内结方为此，良剂之中用**小承**（四十二）。

坤己

下利之后欲更烦，按而心下硬濡干。

---

① 黄芩人参汤内观:《伤寒论》第359条:“伤寒本自寒下，医复吐下之，寒格更逆吐下，若食入口即吐，干姜黄连黄芩人参汤主之。”

乘虚客热胃中满，**栀子豉汤**吐即宽（四十五）。

坤庚

呕而脉弱小便多，有热身中见厥何。

四逆汤温阳可助（七十五），邪由难治奈沉疴。

坤辛

干呕任兼吐沫涎，更夫头痛上攻煎。

茱萸汤可温寒里（一百），呕而发渴小柴贤。

坤壬

大吐大下胃寒因，亡阳怫郁表家情。

医言表热重发汗，虚寒相搏哕来侵。

哕而腹满知回治，好将前后部为凭。

前部不通**猪苓**妙（六十七），后部不利用**调承**（四十二）。

痉湿暍霍乱劳复等脉病证治

痉五证

痉甲

发热无汗反恶寒，此名刚痉未能安。

太阳中风感寒气，活人**葛根**病可痊（二十六）。

痉乙

发热汗出不恶寒，此名柔痉证相干。

表虚感湿中难御，**桂枝加葛**即时安（十八）。

痉丙

太阳发热脉沉细，其病当宜脉大浮。

今反细沉为痉病，**桂枝汤**内加栝蒌（外门）。

痓丁

太阳发汗大伤多，致使亡津筋不和。

此病皆因风湿得，减添**续命**细推磨（外门）。

痓戊

身热足寒颈项强，恶寒头热证非常。

面赤目瞪头摇动，反张口燥**大承汤**（四十一）。

湿六证

湿甲

太阳关节痛而烦，脉细沉时湿痹看。

大便快而溲不利，**五苓散**利小便安（六十六）。

湿乙

湿家体色似蒸黄，发热通身痛莫当。

此是湿家脾色现，可宜**栀子柏皮汤**（五十）。

湿丙

背强头汗欲得衣，膈间满哕小便稀。

丹田有热口中燥，渴而不饮**猪苓**医（六十七）。

湿丁

下之额上汗微微，加喘小便利者危。

下利不止亦死[①]证，**麻黄加术**或能医（百十一）。

湿戊

发热身疼面目黄，喘而头痛似烦狂。

鼻塞无病须能食，**瓜蒂**如神搐鼻良（百十一）。

---

① 下利不止亦死：原文缺，据《金匮要略·痓湿暍病脉证治第二》及《普济方·卷一百二十四伤寒门》补。

湿己

一身尽痛不能移，发热日晡转剧时。

此是风湿风冷致，**麻黄薏杏草甘**宜（外门）。

暍三证

暍甲

太阳中热恶寒时，汗出其人渴不移。

此证方中明所载，**人参白虎**效无疑（六十五）。

暍乙

太阳身热痛难当，脉弱微迟暑气伤。

水入皮中名中暍，**瓜蒂**一物最为强（百十一）。

暍丙

发热恶寒身重痛，芤迟弦细脉来还。

小便不利**猪苓**治（六十七），手足冷时毛耸寒。

霍乱六证

霍甲

恶寒而利脉犹微，利止须知血已亏。

四逆汤中参可入（七十七），临时消息可施为。

霍乙

头痛发热及身疼，饮水先当用**五苓**（六十六）。

寒多不饮须温里，可与**理中丸**药平（七十四）。

霍丙

吐利止而内自和，气休身痛表犹多。

外台有语汗而愈，当用**桂枝汤**料何（一）。

霍丁

发热恶寒汗出时，四肢拘急问良医。

阳虚厥饮吐并利，**四逆汤**煎勿更迟（七十五）。

霍戊

吐利厥而四肢急，里寒外热小便利。

下利清谷汗出时，脉微欲绝求**四逆**（七十五）。

霍己

吐下已经汗出时，四肢厥而犹拘急。

脉微欲绝宜通脉，**四逆当加猪胆汁**（八十二）。

劳复六证

劳甲

阴阳相易病其人，少气强交体重浑。

热上冲胸头莫举，阴连小腹急难容。

拘挛膝胫何舒展，两眼生花其法论。

毒易熏蒸详此证，除非速剪与**烧裩**（百十三）。

劳乙

大病瘥后热复劳，**枳实山栀豉**并熬（九十六）。

伤食大黄加入用，患除立见减分毫。

劳丙

瘥后如何发热么，**柴胡汤**好去其痾[①]（二十九）。

脉浮汗解沉实下，消息合宜毋太过。

劳丁

伤寒瘥后致脾虚，水气从腰下肿时。

牡蛎泽泻散主治（九十四），速投其验似神移。

劳戊

喜唾不了胃家寒，犹疑瘥后又邪干。

---

① 痾：底本为“阿”，据文义改。

胃间津液还当润，咽下**理中丸**便安（七十四）。

劳已

伤寒瘥后面黄虚，少气吐而逆气拘[①]。

竹叶石膏汤主治（九十五），调和胃气病皆除。

① 拘：原文缺，据《重编伤寒运气钤法归号秘要全书》补。

重编伤寒钤法运气全书卷之九

伤寒正方凡一百十三道

今依《南阳活人书》[1]脉病证治附于各方之下，使览者检卷，寻钤归号，次第立见。

桂枝汤一

太阳中风，阳浮阴弱，发热汗出，恶寒，鼻鸣干呕者，宜服之。

太阳病，头痛发热，汗出恶风者，宜服之。

太阳病，下之后，其气上冲者，宜服之。

桂枝本为解肌，若脉浮紧，发热，汗不出者，不可与之。

太阳病，服桂枝汤，烦不解，先刺风池风府，却与桂枝汤。

服桂枝汤，大汗出，脉洪大者，与桂枝汤，若形似疟，一日并发者，宜桂枝二麻黄一汤。

服桂枝汤，大汗出，大频[2]渴不解，脉洪大者，白虎加人参汤主之。

服桂枝汤，或下之，仍头项强痛，翕翕发热，无汗，心不[3]满微痛，小便不利者，桂枝去桂加茯苓白术汤主之。

伤寒脉浮，自汗出，小便数，心烦微恶寒，脚挛急，与桂

---

① 《南阳活人书》：即《类证活人书》，宋·朱肱撰。本书卷九、卷十内容以《类证活人书》卷十二至卷十五为蓝本。

② 频：此处应作“烦”。

③ 不：《伤寒论》原文为“下”。

枝汤，得之便风[①]，咽干，烦躁，吐逆，作甘草干姜汤与之。厥愈，更作芍药甘草汤与之，其脚伸；若胃气不和，与调胃承气汤；若重发汗，加烧针者，四逆汤主之。

太阳病，外证未解，脉浮弱者，当以汗解，宜服。

大阳病，外证未解，不可下也，下之为逆，解外宜服。

太阳病，先发汗，不解，复下之，脉浮者，不愈。浮为在外，而反下之，故令不愈。今脉浮，故知在外，当须解外则愈，宜服。

病常自汗出者，此为荣气和，荣气和者，外不谐也，以卫气不共荣气谐和故尔，以荣行脉中，卫行脉外，复发其汗，荣卫和则愈，宜服。

病人脏无他病，时发热，自汗出而不愈者，卫气不和也，先其时发汗则愈，宜服。

伤寒不大便六七日，头痛有热，与承气汤，小便清者，知不在里，当发汗，宜服。

伤寒发汗解，半日许复热，烦，浮数者，可更发汗，宜服。

伤寒医下之，清谷不止，身疼痛，急当救里，后身疼痛，清便自调，急当救表，救里宜四逆汤，救表宜桂枝汤。

太阳病，发热汗出，荣弱卫强，故使汗出，欲救邪风，宜服。

伤寒大下后，复发汗，心下痞，恶寒者，不可攻痞，先解表，表解乃可攻痞，解表宜桂枝汤，攻痞宜大黄黄连泻心汤。

太阳病不解，热结膀胱，其人如狂，血自下，下者愈。其外不解者，尚未可攻，当先解其外，外解已，但小腹急结者，

① 风:《伤寒论》原文为“厥”。

乃可攻之，宜桃核承气汤。其解外，宜服。已上属太阳。

阳明病，脉迟，汗出多，微恶寒，表未解，宜服。

病人烦热，汗出解，如疟状，日晡发热，脉实大者，宜大承气汤；脉浮虚者，宜服。已上属阳明。

太阴病，脉浮，可发汗，宜服。属太阴。

下利腹胀满，身疼痛者，先温里，乃攻表，温里宜四逆汤，攻表宜服。属厥阴。

吐利止，身痛不休，宜桂枝汤小和之。属霍乱。

桂枝　芍药各三钱　甘草二两，炙

上剉如麻豆大，每服抄五钱匕，水一盏半。入生姜五片，枣子二枚，煎至一盏，去滓，温服，须臾，歠[1]热稀粥一盏，以助药力，温覆令一时许，遍身漐漐微似有汗者佳。

加减法[2]：桂枝汤自西北二方居人四时行之，无不应验，江淮间唯冬及春可行之，自春末及夏至已前，桂枝证可加黄芩一分，谓之阳旦汤；夏至后有桂枝证可加知母半两，石膏一两，或加升麻一分；若病人素虚寒者，正用古方，不在加减也。

戒曰：桂枝最难用，虽云表不解，脉浮可发汗，宜桂枝汤，须是病人常自汗出，小便不数，令足温和，或手足指稍作微冷，少顷却温，身虽微似烦，而又增寒，始可行之。若病人身无汗，小便数，或手足冷，不恶寒，或饮酒家不喜甘者，慎不可行桂枝也；仍有桂枝证，服汤已，无桂枝证者，尤不可再与。

桂枝麻黄各半汤二

太阳病，得之八九日，如疟状，发热恶寒，热多寒少，其

① 歠（chuò 啜）：指饮，喝。

② 加减法：原文不清，据《类证活人书》补。

人不呕，清[①]便欲自可，一日二三度发，脉微缓者，为欲愈也，脉微而恶寒者，此阴阳俱虚，不可更发汗、更下、更吐也，面色反有热色者，未欲解也，以其不能得小汗出，身必痒，宜服。属太阳。

桂枝　芍药　甘草炙。各八钱　麻黄半两，汤泡焙秤　杏仁一十二个，汤浸，去皮尖两仁者

上㕮如麻豆大，每服抄五钱匕，生姜四片，枣子一枚，水一盏半，煮至八分，去滓温服。

桂枝二麻黄一汤三

服桂枝汤大汗出，脉洪大者，与[②]桂枝汤如前法，若形似疟，一日再发者，汗出必解，宜服。属太阳。

桂枝八钱半[③]　芍药五钱半　杏仁八个，沸汤浸去皮尖　甘草二分半，炙　麻黄三钱一字，汤泡去黄汁，焙干秤

上㕮如麻豆大，每服抄五钱匕。生姜四片，枣子一枚，水一盏半，煮至八分，温服，以微汗为度。

桂枝二越婢一汤四

太阳病，发热恶寒，热多寒少，脉微弱者，此无阳也，不可发汗，宜服之。属太阳。

桂枝　芍药　甘草各半两　石膏六钱，捶碎　麻黄半两，汤泡去黄汁，焙干秤

上㕮如麻豆大，每服抄五钱匕，生姜四片，枣子一枚，水一盏半，煮至八分，去滓温服。

---

① 清：同“圊”。圊，厕也。
② 与：原文不清，据《类证活人书》补。
③ 半：原文不清，据《类证活人书》补。

桂枝加桂汤五

烧针令其汗，针处被寒，核起而赤者，必发奔豚，气从小腹上冲心者，灸其核上各一壮，与此药。属太阳。

桂枝五两　芍药三两　甘草炙，二两

上剉如麻豆大，每服抄五钱匕，生姜四片，枣子一枚，水一盏半，煮至八分，去滓温服。桂枝汤加桂，以桂能泄奔豚气也。

桂枝加附子汤六

太阳病，发汗，遂漏不止，其人恶风，小便难，四肢微急，难以屈伸者，宜服之。属太阳。

桂枝去皮　芍药各一两半　甘草一两，炙　附子炮，去皮，用半个

上剉如麻豆大，每服抄五钱匕，生姜四片，枣子一枚，水一盏半，煮至八分，去滓温服。

桂枝去芍药汤七

太阳病，下之后，脉促微满者，宜服之。属太阳。

桂枝一两半，去皮　甘草一两，炙

上剉如麻豆大，每服抄五钱匕，生姜四片，枣子一枚，水一盏半，煮至八分，去滓温服。

芍药味酸，脉促胸满，恐成结胸，故去芍药，佐则单用辛甘发散毒气也。

桂枝去芍药加附子汤八

太阳病，下之后，脉促胸满者，桂枝去芍药汤主之，若微寒者，宜服之。属太阳。

桂枝一两半，去皮　甘草一两，炙　附子去皮，用半个，炮

上剉如麻豆大，每服抄五钱匕，生姜四片，枣子一枚，水一盏半，煮至八分，去滓温服，小便利即愈。

桂枝去桂加茯苓白术汤九

服桂枝汤，或下之，仍头项强痛，翕翕发热，无汗，心下满微疼，小便不利者，此主之。属太阳。

芍药　茯苓　白术各一两半　甘草一两，炙

上剉如麻豆大，每服抄五钱匕，生姜四片，枣子一枚，水一盏半，煮至八分，去滓温服，小便利即愈。

桂枝去芍药加蜀漆牡蛎龙骨救逆汤十

伤寒脉浮，医火劫之，亡阳，必惊狂，卧起不安者，此主之。

桂枝　蜀漆各一两半　甘草一两，炙　牡蛎二两半　龙骨二两

上剉如麻豆大，每服抄五钱匕，生姜四片，枣子一枚，水一盏半，煮至八分，去滓温服。

桂枝加芍药生姜人参新加汤十一

发汗后，身疼痛，脉沉迟者，此主之。属太阳。

桂枝　人参各一两半　芍药二两　甘草一两，炙

上剉如麻豆大，每服抄五钱匕，生姜四片，枣子一枚，水一盏半，煮至八分，去滓温服。

桂枝加芍药汤十二

太阳病，下之，因腹满痛，属太阴，此主之。

桂枝三两　甘草二两，炙　芍药六两，下利者先煎芍药三四沸

上剉如麻豆大，每服抄五钱匕，生姜四片，枣子一枚，水一盏半，煮至八分，去滓温服。

桂枝加大黄汤十三

太阳病，反下之，因腹满痛，属太阴，桂枝加芍药汤主之，大实痛者，此主之。

桂枝六分，去皮　芍药三两　甘草一两，炙　大黄二两

痛甚者加大黄大实痛者，加乙[①]两半，羸者减之。

上剉如麻豆大，每服抄五钱匕，生姜四片，枣子一枚，水一盏半，煮至八分，去滓温服。

桂枝甘草龙骨牡蛎汤十四

火逆下之，因烧针烦躁者，此主之。属太阳。

桂枝半两，去皮　甘草炙　牡蛎熬　龙骨各一两

上剉如麻豆大，每服抄五钱匕，水一盏半，煮至八分，去滓温服。

桂枝甘草汤十五

发汗过多，其人叉手自冒心，心下悸，欲得按者，此主之。属太阳。

桂枝二两，去皮　甘草乙两，炙

上剉如麻豆大，每服抄五钱匕，水一盏半，煮至八分，去滓温服。

桂枝人参汤十六

太阳病，外证未除，而数下之，遂协热而利，利下不止，心下痞硬，表里不解者，此主之。

桂枝一两二钱　甘草一两二钱炙　干姜炮　人参　白术各一两

---

① 乙："一"，下同。

上剉如麻豆大，每服五钱匕，水一盏半，煎至八分，去滓温服，日再夜一服。

桂附汤十七

伤寒八九日，风湿相薄[①]，身体疼烦，不能自转侧，不呕，不渴，脉浮虚而濇者，此主之，若其人大便硬，小便自利者，去桂加白术汤主之。属太阳。

桂枝一两三钱，若大便硬、小便自利者，去桂加白术一两三钱　附子一个，炮去皮　甘草三分，炙

上剉如麻豆大，每服抄五钱匕，生姜四片，枣子一枚，水一盏半，煮至八分，去滓温服，日三服。

桂枝加葛根汤十八

太阳病，项强几几，反汗出恶风者，此主之。《伊尹汤液论》，桂枝汤中加葛根，今监本用麻黄误矣。

桂枝　甘草炙　芍药各六钱三字　葛根一两三钱　麻黄一两一钱，本无

上剉如麻豆大，每服抄五钱匕，生姜四片，枣子一枚，水一盏半，煮至八分，去滓服，覆取微汗。

桂枝加厚朴杏子汤十九

太阳病，下之微喘者，表未解故也，此主之。属太阳。

桂枝去皮　芍药各一两　甘草六钱三字，炙　杏仁去皮尖，十七个　厚朴去皮，姜汁炙，六钱三字

上剉如麻豆大，每服抄五钱匕，生姜四片，枣子一枚，煎至八分，去滓温服，覆取微汗。

---

① 薄：通“搏”，下同。

麻黄汤二十

太阳病，头痛发热，身疼恶风，无汗而喘者，宜服。

太阳阳明合病，喘而胸满，不可下，宜服。

太阳病，十日以去，脉浮细而嗜卧者，外已解也，设胸满者，与小柴胡汤，脉但浮无余证者，与服之。

太阳病，脉浮紧，无汗发热，身疼痛，八九日不解，表证仍在，此当发其汗，服药已微除，其人发烦目瞑，剧者必衄，衄乃解，所以然者，阳气重故也，此主之。

伤寒脉浮紧，不发汗，因衄，此主之。已上属太阳。

阳明病，脉浮，无汗而喘，发汗则愈，宜服。

脉但浮无余证者，与服，若不溺，腹满加哕者不治。已上属阳明。

甘草半两，炙　桂枝一两　杏仁三十五个，去皮尖　麻黄一两半，去节，百沸汤泡去黄汁，焙干秤

上剉如麻豆大，每服抄五钱匕，水一盏半，煮至八分，去滓温服，覆取微汗，不须啜粥。

加减法：伤寒热病，药性须凉，不可太温，夏至后麻黄汤须加知母半两、石膏一两、黄芩一分，盖麻黄汤性热，夏月服之，有发黄班[1]出之失，唯冬及春，与病人素虚寒者，乃用正方，不在加减。

麻黄杏子甘草石膏汤二十一

发汗后不可更行桂枝汤，汗出而喘，无大热者，可与此服之。属太阳。

---

① 班：同“斑”。

甘草一两，炙　石膏四两，碎绵裹　杏仁二十五个，去皮尖　麻黄二两，去节，汤泡去黄汁，焙干秤

上剉如麻豆大，每服抄五钱匕，水一盏半，煮至八分，去滓温服。

麻黄附子甘草汤二十二

少阴病，得之二三日，可与此药，微发汗。以二三日无证，故微发汗也。属少阴。

麻黄二两，去节，汤泡去黄汁，焙干秤　甘草一两，炙　附子一枚，炮，去皮，破八片

上剉如麻豆大，每服抄五钱匕，水一盏半，煮至八分，去滓温服，相次三两服，以身微汗为度。

麻黄细辛附子汤二十三

少阴病始得之，反发热，脉沉者，此主之。属少阴。

麻黄二两，去节，汤泡去黄汁，焙干秤　细辛二两　附子一枚，炮，去皮，破八片

上剉如麻豆大，每服抄五钱匕，水一盏半，煮至八分，去滓温服。

麻黄连翘赤小豆汤二十四

伤寒瘀热在里，身必黄，此主之。属阳明。

麻黄一两，去节，汤泡去黄汁，焙干秤　甘草一两，炙　赤小豆半升　杏仁二十枚，去皮尖　生梓白皮切，二两　连翘一两，或作半两，连翘根是

上剉如麻豆大，每服抄五钱匕，生姜四片，枣子一枚，水一盏半，煮至八分，去滓温服。

麻黄升麻汤二十五

伤寒六七日，大下后，寸脉沉而迟，手足厥逆，下部脉不至，咽喉不利，唾脓血，泄利不止者，为难治，此主之。属厥阴。

麻黄二两半，去节，汤泡去黄汁，焙干用　升麻　当归各一两一分　知母　黄芩　萎蕤[1]各三分　芍药　麦门冬去心　桂枝去皮　茯苓　甘草炙[2]　干姜炮　石膏　白术各一分

上剉如麻豆大，每服抄五钱匕，水一盏半，煮至八分，去滓温服，相次一炊久，进一服，汗出愈。

葛根汤二十六

太阳病，项背强几几，无汗恶风，又太阳与阳明合病者，必自利，此并主之。属太阳。

葛根二两　桂枝去皮　甘草炙　芍药各一两　麻黄一两半，去节，汤泡去黄汁，焙干秤

上剉如麻豆大，每服抄五钱匕，生姜四片，枣子一枚，水一盏半，煮至八分，去滓温服，覆取汗为度。

葛根加半夏汤二十七

太阳与阳明合病，不下利，但呕者，此主之。属太阳。

葛根四两，或作一两　半夏六钱一字　麻黄三分，去节，汤泡去黄汁，焙干秤　甘草炙　桂枝去皮　芍药各半两

上剉如麻豆大，每服抄五钱匕，生姜四片，枣子一枚，水一盏半，煮至八分，去滓温服，覆取微汗。

---

① 萎蕤：中药名，即玉竹。

② 炙：原作“各”，据文义改。

葛根黄芩黄连汤二十八

太阳病，桂枝证，医反下之，利遂不止，脉促者，表未解也，喘而汗出者，此主之。

葛根四两　黄芩一两半　黄连六两，或作一两半　甘草一两，炙

上剉如麻豆大，每服五钱匕，水一盏半，煎至八分，去滓温服，日进二三服。

小柴胡汤二十九

太阳病，十日以去，脉浮细而嗜卧者，外已解，设胸满痛，与服。脉但浮者，与麻黄汤。

伤寒五六日，中风，往来寒热，胸胁苦痛，默默不欲食，心烦喜呕，或胸烦而不呕，或渴，或腹中痛，或胁下痞硬，或心下悸，小便不利，或不渴，身有微热，或咳者，此主之。

血弱气尽，腠理开，邪气竭身，与正气相薄，结于胁下，邪正分争，往来寒热，休作有时，默默不欲饮食，若府[①]相连，其痛必下，邪高痛下[②]，故使呕也，此主之。

服柴胡汤已，渴者，属阳明，以法治之。

伤寒四五日，身热恶风，颈项强，胁下满，手足温而渴者，此主之。

伤寒，阳脉濇，阴脉弦，法当腹中急痛，先与小建中汤，不差[③]者，此主之。

太阳病，过经十余日，发汗吐下之后四五日，柴胡汤证仍在者，先与小柴胡，呕不止，心下急，郁郁微烦者，为未解也，

---

① 若府:《伤寒论》原文为“脏腑”。

② 痛下：原文作“通不”，据《伤寒论》改。

③ 差：通“瘥”，指病愈。

与大柴胡汤下之即愈。

妇人中风七八日，续得寒热，发作有时，经水适断者，此为热入血室，其血必结，故待[①]如疟状，此主之。

伤寒五六日，头汗出，微恶寒，手足冷，心下满，不欲食，大便硬，脉细者为阳微结，必有表，复有里也，脉沉亦在里也，汗出为阳微。假令纯阴结，不得复有外证，悉入在里，此为半在里半在表也，脉虽沉紧，不得为少阴病。所以然者，阴不得有汗，今[②]头汗出，故知非少阴也，可与服此，设不了了者，得屎而解。

伤寒五六日，呕而发热者，柴胡汤证具，而以他药下之，柴胡证仍在者，复[③]与柴胡汤。此虽已下之，不为逆，必蒸蒸而振，却发热汗出而解。若心下满而腹痛者，此为结胸也，大陷胸汤主之；但满而不痛者，此为痞，柴胡不中与之，宜半夏泻心汤。已上属太阳。

阳明病，发潮热，大便溏，小便自可，胸胁满不去者，与服之。

阳明病，胁下硬满，不大便而呕，舌上白胎者，可与服之，上焦得通，津液得下，胃气因和，身濈然汗出而解。

阳明中风，脉弦浮大而短气，腹都满，胁下及心痛，久按之气不通，鼻干不得汗，嗜卧，一身及目悉黄，小便难，有潮热，时时哕，耳[④]前后肿，刺之小瘥，外不解，病过十日，脉续浮者，与此药主之。已上属阳明。

---

① 待:《伤寒论》作“使”。

② 今：原作“令”，据《伤寒论》改。

③ 者复：原文不清，据《伤寒论》补。

④ 耳：原作“身”，据《伤寒论》改。

太阳病不解，转入少阳，胁下硬满，干呕不能食，往来寒热[1]，尚未吐下，脉沉紧者，此主之。若已吐下发汗，温针谵语，小柴胡汤证罢，此为坏证，知犯何逆，以法治之。已上属少阳。

呕而发热者，宜服。

伤寒瘥已后，更发热，此主之。脉浮者，以汗解之；脉沉实者，以下解。属辨阴阳易瘥后劳复病脉证[2]。

黄芩一两半，若腹中痛者，去黄芩加芍药一两半，芍药或作三分；若心下悸小便不利者，去黄芩加茯苓二两　人参一两半，若不渴外有微热者，去人参加桂枝一两半，温覆微汗愈；若咳嗽者，去人参并枣子，加五味子一两一分、干姜二两　枣子六枚，若胁下痞鞕，去枣子加牡蛎二两熬，牡蛎或作一两　半夏一两一分，汤洗，若胸中烦不呕者，去半夏、人参，加栝蒌实一枚，用四分之一；若渴者，去半夏更加人参三分、栝蒌根二两　柴胡四两，去芦　甘草一两半，炙

上剉如麻豆大，每服抄五钱匕，生姜四片，枣子三枚，水一盏半，煮至八分，去滓温服，日三服。

大柴胡汤三十

太阳病，过十余日，发[3]汗吐下之，后四五日，柴胡证仍在者，先与小柴胡，呕不止一云呕止小安，心下急，郁郁微烦者，为未解也，与大柴胡汤，下之则愈。

伤寒十余日，热结在里，往来寒热者，与服。

伤寒发热汗出不解，心中痞硬，呕吐而下利者，此主之。已上属太阳。

---

① 热：原作“差”，据《伤寒论》改。

② 辨阴阳易瘥后劳复病脉证：原文不清，据《伤寒论》补。

③ 发：原作“丁”，据《类证活人书》改。

阳明病，汗多者，急下之，宜服。

少阴病，下利清水，心下痛，口干者，可下之，宜大柴胡、大承气汤。

病腹中满痛，此为实，当下之，宜大承气、大柴胡汤。

腹满不减，减不足言，当下之，宜大柴胡、大承气汤。

伤寒后，脉沉者，内实也，下之解，宜服。

伤寒六七日，目中不了了，睛不和，无表里证，大便难，身微热者，实也，急下之，宜大承气、大柴胡汤。

太阳病未解，脉阴阳俱停，必先振栗，汗出而解。但阴脉微者，下之而解，宜服。

病人无表里证，发热七八日，虽脉浮数者，可下之，大柴胡汤主之。

病人烦热汗出则解，又如疟状，日晡所发热者，属阳明，脉实[①]者可下之，大柴胡、大承气汤主之。属可下病脉证。

柴胡四两　黄芩　芍药各一两半　半夏一两一分，洗　枳实二枚，去穰，炒。《千金》云：枳实去穰，一分准二枚

上剉如麻豆大，每服抄五钱匕，生姜四片，枣子一枚，水一盏半，煮至八分，去滓温服，以利为度，未利再服。本方无大黄，欲下者，加大黄一两。

柴胡桂枝汤三十一

伤寒六七日，发热微恶寒，肢节烦，头疼微呕，心下支结，外证未去者，此主之。属太阳。

发汗多亡阳，谵语者不可下，与此药和其荣卫，以通津液后自愈。属发汗后病脉证。

---

① 实：原文为“十”。据文义改。下枳实同。

柴胡一两三钱　桂枝去皮　黄芩　人参　芍药各半两　半夏四钱一字，洗　甘草三钱一字，炙

上剉如麻豆大，每服抄五钱匕，生姜四片，枣子一枚，水一盏半，煮至八分，去滓温服。

柴胡桂枝干姜汤三十二

伤寒五六日，已发汗而后下之，胸胁满微结，小便不利，渴而不呕，但头汗出，往来寒热，心烦者，此为未解也，宜服之。属太阳。

柴胡四两　桂枝去皮　黄芩各一两半　牡蛎熬　甘草炙　干姜各一两　栝楼根二两

上剉如麻豆大，每服抄五钱匕，水一盏半，煮至八分，去滓温服，食顷再服。

柴胡加龙骨牡蛎汤三十三

伤寒八九日，下之，胸满烦惊，小便不利，谵语，一身尽重，不可转侧者，此主之。属太阳。

柴胡　黄芩　龙骨各一两　铅丹　人参　桂枝　茯苓各三分　大黄半两　半夏半合汤，洗　牡蛎一分半

上剉如麻豆大，每服抄五钱匕，生姜四片，枣子一枚，水一盏半，煮至八分，去滓温服。

柴胡加芒硝汤三十四

伤寒十三日不解，胸胁满而呕，日晡所发潮热，已而微利，此本柴胡，下之以不得利，今反利者，知医以丸药下之，此非其治也，潮热者，实也。先宜服小柴胡汤以解外，后以柴胡加芒硝主之。属太阳。

黄芩　人参各半两　柴胡一两三钱一字　芒硝一两　甘草炙，半两　半夏四钱一字，汤洗

上㕮如麻豆大，每服抄五钱匕，生姜四片，枣子一枚，水一盏半，煮至八分，去滓内[①]芒硝，更微沸温服。

大青龙汤三十五

太阳中风，脉浮紧，发热恶寒，身疼痛，不汗出而烦燥者，此药主之。若脉微弱，汗出恶风者，不可服之，服之则厥逆，筋惕肉瞤，此为逆也。

伤寒脉浮缓，身不疼，但重，乍有轻时，无少阴证者，此主之。

桂枝一两，去皮　甘草一两，炙　石膏如半个鸡子大，碎　杏仁二十枚，去皮尖　麻黄三两，去节，汤泡去黄汁，焙干秤

上㕮如麻豆大，每服抄五钱匕，生姜四片，枣子一枚，水一盏半，煮至八分，去滓温服，取汗为度，若汗周身润，止后服；未周身润，可停待相次服尽，不欲汗多，恐亡阳故也，若汗多不止，用温粉扑之。

温粉方

白术　藁本　川芎　白芷各等分

上捣罗为细末，每末一两，入米粉三两和之，粉扑周身止汗，无藁本亦得，若汗已出后，尽剂服，汗多亡阳，遂逆，恶风烦躁不得眠也。

小青龙汤三十六

伤寒心下有水气，咳而微喘，发热不渴，服汤已渴者，此

---

① 内：通“纳”。

寒去欲解也，此主之。

伤寒表不解，心下有水气，干呕发热而咳，或渴，或利，或噎，或小便不利，小腹满，或喘者，此主之。

芍药　桂枝去皮　干姜炮　甘草炙　细辛各一两半　五味子一两，别本或加一分　半夏一两半，汤洗，若渴者，去半夏，加栝楼根一两半　麻黄一两半，微利者去麻黄，加荛花如一弹子，熬令赤色；若噎者，去麻黄加附子半个，炮；若小便不利，小腹满者，去麻黄加茯苓二两；若喘者，去麻黄加杏仁一两半，去皮尖，麻黄汤泡

上剉如麻豆大，每服抄五钱匕，水一盏半，煮至八分，去滓温服，杏仁、半夏二味，或各作一两一分。

小建中汤三十七

伤寒阳脉濇，阴脉弦，法当腹中急痛，先与小建中汤，不瘥者，小柴胡汤主之。

伤寒二三日，心中悸而烦者，宜服。

芍药三两　甘草一两，炙　桂枝一两半，去皮　胶饴半升，旧有微溏或呕者去胶饴，《局方》加黄芪一两半，为黄芪建中汤

上剉如麻豆大，每服抄五钱匕，水一盏半，生姜四片，大枣子一枚，煮至八分，去滓，下胶饴，两匙许，再煎化温服，日三服，夜二服。尺脉尚迟，再作一剂，加黄芪末一钱。

煎造胶饴法

糯米拣，淘净，一升　大麦蘖末六两[①]

上米一如炊饭甑上至气溜，取下倾入一盆子，入蘖末一合，并汤一盏来许，拌和，再上甑至饭熟，却入盆子内，都以蘖末

① 糯米拣淘净……麦蘖末六两：原文不清，据《类证活人书》补。“麦蘖”即“麦芽”。

拌和，入一瓷罐子，可容五升许，冬月罐子热，春秋夏温。冬月用汤二升许入罐子内，约内面饭上汤三指许即得，布并纸三五重盖定，更以绵或絮抱定近火，春秋夏即温和，至一宿，见米浮在水面上，即以布绞裂，取清汁，银石器内煎，至面上有膜，即以木篦不住手搅至稀糊，以瓷器收，夏月置井中，庶不酸。

大陷胸汤三十八

太阳病脉浮而动数，浮则为风，数则为热，动则为痛，数则为虚，头痛发热，微盗汗出，而反恶寒，表未解也。医反下之，动数变迟，膈内拒痛，胃中空虚，客气动膈，短气躁烦，心中懊侬，阳气内陷，心下因硬，则为结胸，大陷胸汤主之。若不结胸，但头汗出，余处无汗，剂颈而还，小便不利，身必发黄。

伤寒六七日，结胸热实，脉沉而紧，心下痛，按之石硬者，宜服。

伤寒十余日，热结在里，复往来寒热者，与大柴胡汤。但结胸无大热者，此为小结在胸胁也，但头微汗出者，此主之。

太阳病重发汗而下之，不大便五六日，舌上燥而渴，日晡所小有潮热，从心下至小腹硬满而痛，不可近者，此主之。

伤寒五六日，呕而发热者，柴胡汤证具，而以他药下之，柴胡证仍在者，复与柴胡汤，此虽已下之，不为逆，必蒸蒸而振，却发热汗出而解，若心下满而硬痛者，此为结胸也，此主之。已上属太阳。

大黄一两半，去皮锦文者，为末　甘遂一字，赤者，细罗　芒硝五分上以水二盏，先煮大黄至一盏，去滓，下硝一沸，下甘遂末，温服，得快利，止后服。

又大陷胸汤

桂枝一两　甘遂一两，或作半两　大枣一两，或作三枚　人参一两　栝楼实一枚，去皮，只用四分之一

上剉如麻豆大，每服五钱匕，水一盏或作二盏，煎至八分，去滓温服，胸中无坚物，勿服之。

大陷胸丸三十九

凡病发于阳而反下之，热入因作结胸；病发于阴而反下之，汗出因作痞也。所以成结胸者，以下之太早故也，结胸者，项亦强如柔痓状，下之则和，宜此药主之。属太阳。

大黄二两或作四两　芒硝三分　杏仁三分，去皮尖，熬黑　苦葶苈子三钱，熬

上捣罗二味，内杏仁、芒硝，合研如脂，丸如弹子大，每服一丸，炒甘遂末半钱匕，白蜜一合，水一[①]盏，煮取一盏，顿服，一宿乃下，如不下，再服。甘遂，性猛宜量虚实服之。

小陷胸汤四十

凡小结胸病正在心，按之则痛，脉浮滑者，此主之。属太阳。

半夏汤洗秤，二两半　黄连一两　栝楼乙枚，去皮，或作半枚

上剉如麻豆大，水二盏，先煮栝楼至一盏半，下诸药[②]，煎至八分，去滓温服，未知再服，微利黄涎便安。

---

① 一：据文义此处应为“二”。

② 下诸药：原文不清，据《类证活人书》补。

大承气汤四十一

阳明病，脉迟，虽汗出不恶寒者，其身必重，短气，腹满而喘，有潮热者，此外欲解，可攻里也，手足濈然汗出者，此大便已硬也，此药主之。若汗多微发热恶寒者，外未解也，一法与桂枝汤。其热不潮，未可与承气汤。若腹大满不通者，可与小承气汤，微和胃气，勿令大泄下。

阳明病，潮热，大便微硬者，可与此药，不硬者，不可与之。

伤寒若吐若下后不解，不大便五六日，上至十余日，日晡所发潮热，不恶寒，独语如见鬼状，若剧者，发则不识人，循衣摸床，惕而不安，微喘直视，脉弦者生，濇者死，微者但发热谵语者，此主之。若一服利，则止后服。

阳明病，谵语，有潮热，反不能食者，胃中必有燥屎五六枚也，若能食者但硬耳，宜服。

阳明病，下血谵语者，此为热入血室，但头汗出者，刺期门，随其实而泻之，濈然汗出则愈，汗出谵语者，以为有燥屎在胃中，此为风也，须下者，过经乃可下之，下之若早，语言必乱，以表虚里实故也，下之愈，宜服。

二阳并病，太阳证罢，但发潮热，手足漐漐汗出，大便难而谵语者，下之则愈，宜服。

阳明病，下之，心下懊侬而烦，胃中有燥屎者，可攻；腹微满，初头硬，后必溏，不可攻之。若有燥屎者，宜服。

病人烦热汗出则解，又如疟状，日晡所发热者，属阳明也，脉实者宜下之，脉浮虚者宜发汗。下之与大承气，发汗宜桂枝汤。

大下后，六七日不大便，烦不解，腹满痛者，此有燥屎也，所以然者，本有宿食故也，宜服。

伤寒六七日，目中不了了，睛不和，无表里证，大便难，身微热者，此为实也，急下之，宜服。

阳明病，发热汗多者，急下之，宜服。

得病二三日，脉弱，无太阳、柴胡证，烦燥，心下硬。至四五日，虽能食，以小承气汤少少与微和之，令小安。至六日与承气一升，若不大便，更六七日，小便少者，虽不大便，但初头硬，后必溏，未定成硬，攻之必溏，须小便利，屎定硬，此主之。

发汗不解，腹满痛者，急下之，宜服。

腹满不减，减不足言，当下之，宜服。

病人小便不利，大便乍难乍易，时有微热，烦冒[1]不能卧者，有燥屎也，宜服。

阳明少阳合病，必下利，其脉不负者为顺也，负者失也。互相克贼名为负也。脉滑而数者，有宿食也，当下之，宜服。已上属阳明。

少阴病二三日，口燥咽干者，急下之，宜服。

少阴病，自利清水，色纯青，心下必痛，口干燥者，可下之，宜服。

少阴病六七日，腹胀不大便者，急下之，宜服。已上属少阴。

下利，三部脉皆平，按之心下硬者，急下之，宜服。

下利，脉迟而滑者，内实也，利未欲止，当下之，宜服。

寸口脉浮而大，按之反濇，尺中微而濇，故知有宿食，当

---

① 烦冒:《伤寒论》作“喘冒”。

下之，宜服。

下利，不欲食者，以有宿食故也，当下之，宜服。

下利瘥，至其年月日时复发者，以病不尽故也，当下之，此主之。

下利，脉反滑，当下所去，下乃愈，此主之。

脉双弦而迟者，必心下硬，脉大而紧者，阳中有阴也，可下之，宜服。

病腹中满痛者，此为实也，当下之，宜服，此主之。已上属可下病脉证。

大黄二两，锦文者去皮，生用，酒洗过　枳实四枚，或作三枚，去穰，炒净秤用，半两　厚朴四两，去皮，姜汁炙　芒硝二两，或作一合半，朴硝有芦头者亦得

上剉如麻豆大，每服抄五钱匕，水二盏，先煮厚朴、枳实至一盏，余下大黄煮取六分，去滓入芒硝，煎一二沸，放温服，以利为度，未利再与一服。

小承气汤四十二

阳明病，潮热，大便微硬者，可与大承气汤，不硬者，不可与之。若不大便六七日，恐有燥屎，欲知之法，少与小承气汤，汤入腹中转失气者，此有燥屎也，乃可攻之。若不转失气者，此但初头硬，后必溏，不可攻之，攻之必胀满，不能食也。欲饮水者，与水则哕。其后发热者，必大便复硬而少也，以小承气汤和之，不转失气者，不可攻也。

阳明病，脉迟，虽汗出不恶寒，其气必重，短气腹满而喘，有潮热者，此为外欲解，可攻里也，手足濈然汗出者，此大便硬，大承气汤主之。若腹大满不通者，与小承气汤，微和胃气，

勿令大泄下。

阳明病，其人多汗，以津液外出，胃中燥，大便必硬，硬则谵语，此药主之。若一服谵语止者，更莫后服。

阳明病，谵语潮热，脉滑而疾者，此药主之，因与承气汤一升，腹中转气者，更服一升，若不转气者，勿更与之，明日又不大便，脉反微濇者，里虚也，为难治，不可更与承气汤。

太阳病若吐若下若发汗后，微烦小便数，大便硬者，与小承气汤，和之愈。

得病二三日，脉弱，无太阳柴胡证，烦躁，心下硬，至四五日虽能食，以小承气汤少少与微和之，令小安。下利，谵语者，有燥屎也，此主之。

大黄四两，去皮　厚朴二两，去皮，姜汁炙　枳实四枚，或作三枚，去穰，炒净秤，半两也

上剉如麻豆大，每服抄五钱匕，以水一大盏半，煎至八分，去滓温服，以利为度，初服汤，更衣者，止后服，不尔者再服之。

调胃承气汤四十三

发汗后恶寒，虚故也，不恶寒但热者，实也。当和胃气，此主之。

太阳病未解，脉阴阳俱停，必先振栗，汗出而解。但阳脉微者，先汗之而解；但阴脉微者，下之而解，若欲下之，宜服。

伤寒脉浮，自汗出，小便数，心烦，微恶寒，脚挛急，与桂枝汤，欲攻其表，此误也，得之便厥，咽中干，烦燥吐逆，作甘草干姜汤与之，以复其阳。若厥愈足温者，更作芍药甘草汤与之，其脚即伸。若胃气不和，谵语者，少与调胃承气汤。

伤寒十三日，过经，谵语者，以有热也，当以汤下之。若小便利者，大便当硬，而反下利，脉调和者，知医以丸药下之，非其治也。若自下利者，脉当微厥，今反和者，此为内实也，此主之。

太阳病，过经十余日，心下温温欲吐而胸中痛，大便反溏，腹微满，郁郁微烦，先此时自极吐下者，与服之。若不尔者，不可与。但欲呕，胸中痛，微溏者，此非柴胡证，以呕故知极吐下也。

阳明病，不吐不下，心烦者，可与服。

太阳病三日，发汗不解，蒸蒸热者，属胃也，此主之。伤寒吐后，腹胀满者，与服。已上属阳明。

甘草一两　大黄二两，去皮　芒硝一两三分，或作一两一分

上剉如麻豆大，每服五钱，以水一大盏，煎至七分[①]，去滓下硝，更上火二三沸，温，顿服之。

桃核承气汤四十四

太阳病不解，热结膀胱，其人如狂，血自下，下者愈。其外不解者，此未可攻，当先解其外，外解已，但少腹结者，乃可攻之，宜用此药。

大黄四两　桂枝去皮，一两　甘草二两　芒硝二两　桃仁去皮尖、双仁者，五十个，锤碎

上剉如麻豆大，每服五钱匕，以水二大盏，煎至八分，去滓下硝，煎化温服，以微利为度，未利，移时再服。

---

① 七分：原文不清，据《类证活人书》补。

栀子豉汤四十五

发汗吐下后，虚烦不得眠，若剧者，必反覆颠倒，心中懊侬，此主之。

发汗，若下之而烦热，胸中窒者，此主之。

仲景云：凡用栀子汤，病人旧微溏者，不可与服之。

伤寒五六日，大下之后，身热不去，心中结痛者，夫欲解也，此主之。已上属太阳。

阳明病，脉浮而紧，咽燥脾[①]苦，腹满而喘，发热汗出，不恶寒，反恶热，身重。若发汗则燥，心愦愦反谵语；若加温针，必怵惕，烦躁不得眠；若下[②]之，则胃中空虚，客气动膈，心中懊侬，舌上胎者，此主之。

阳明病下之，外有热，手足温，不结胸，心中懊侬，饥不能食，但头汗出者，此主之。

下利后更烦，按之心下濡者，为虚烦也，此主之。属厥阴。

香豉二两　肥栀子十六个，擘碎，或作十四个

上剉如麻豆大，每服五钱，水二盏，先煮栀子至一盏，入豉煎至七分，去滓温服，得快吐，止后服。

栀子甘草豉汤四十六

发汗吐下后，虚烦不得眠，若剧者，必反覆颠倒，心中懊侬，栀子豉汤主之。若少气者，此主之。属太阳。

栀子七枚　甘草　豉各一两

上分二服，以水二盏，先煎栀子、甘草至一盏，内豉同煎

① 脾:《伤寒论》作“口”。

② 下：原作“不”，据《伤寒论》改。

取七分，去滓温服，得快吐，止后服。

栀子生姜豉汤四十七

发汗吐下后，虚烦不得眠，若剧者，必反覆颠倒，心中懊侬，栀子豉汤主之。若呕者，此主之。属太阳。

栀子七枚　生姜二两　豉一两

上分一服，以水二盏，先煮栀子、生姜至一盏，内豉同煎至七分，去滓温服，得快吐，止后服。

重编伤寒铃法运气全书卷之十

栀子厚朴汤四十八

治伤寒下后，心烦，腹满，卧起不安者。属太阳。

栀子大者七枚，擘碎　厚朴去皮，姜汁炙，二两　枳实二枚，取去穰，麸炒秤，一分

上剉如麻豆大，分作二服，以水二盏半，煎至八分，去滓温服，得吐，止后服。

栀子干姜汤四十九

治伤寒，医以丸药下之，身热不去，微烦者。属太阳。

栀子七枚　干姜一两

上剉如麻豆大，分二服，以水二大盏，煎至七分，去滓温服，得吐止后服。凡用栀子汤，病人旧微溏者，不可与之。

栀子柏皮汤五十

治伤寒身黄发热。属太阳。

栀子十枚　黄柏一两　甘草半两，炙

上剉如麻豆大，每服五钱匕，水一盏半，煎至七分，去滓温服。

茯苓桂枝甘草大枣汤五十一

治发汗后，其人脐下悸者，欲作奔豚。属太阳。

桂枝二两，去皮　甘草一两，炙　茯苓去皮，六两，或作四两

上剉如麻豆大，每服五钱，枣二个，用甘澜水一盏半，煎

至八分，去滓温服。作甘澜[1]水法：用水二十[2]，置大盆中，以勺扬之，上有珠子五六千颗，有珠相逐取用。

茯苓桂枝白术甘草汤五十二

治伤寒，若吐下后，心下逆满，气上冲胸，起则头眩，脉沉紧，发汗则动经，身为振振摇者。属太阳。

茯苓二两　桂枝一两半　甘草炙　白术各[3]一两

上剉如麻豆大，每服五钱匕，水一盏半，煎至八分，去滓温服。

茯苓甘草汤五十三

伤寒汗出而渴者，五苓散主之；不渴者，此主之。属太阳。

桂枝去皮　茯苓各二两　甘草一两，炙

上剉如麻豆大，每服五钱匕，水一盏半，生姜五片，煎至八分，去滓温服。

甘草汤五十四

少阴病二三日，咽痛者，可与服；不瘥者，与桔梗汤。

甘草二两

上剉如麻豆大，每服四钱匕，水一盏，煎至六分，去滓温服，日二服。

甘草干姜汤五十五

伤寒脉浮，自汗出，小便数，心烦，微恶寒，脚挛急，反

---

① 澜：原作“露”，据文义改。

② 十：《类证活人书》作“斗”。

③ 各：原文缺，据《类证活人书》补。

与桂枝，欲攻其表，此误也。得之便厥，咽喉干，烦躁吐逆者，宜此药。属太阳。

甘草四两，炙　干姜二两，炮

上剉如麻豆大，每服五钱匕，水一盏半，煎至八分，去滓温服。

炙甘草汤五十六

治伤寒，脉结代，心动悸。属太阳。

甘草二两，炙　人参一两　生地黄八两　桂枝一两半，去皮　麻仁一两一分　麦门冬一两一分，去心

上剉如麻豆大，每服五钱匕，入姜五片，枣一枚，水一盏半[①]，入酒半盏，煎至八分，去滓，内阿胶一片，胶烊尽[②]，温服，日三服。

芍药甘草汤五十七

伤寒脉浮，自汗出，小便数，心烦，微恶寒，脚挛急，反与桂枝，欲攻其表，此误也。得之便厥，咽干，烦躁逆者，作甘草干姜汤与之，以复其阳。若厥愈足温者，更与此药。属太阳。

甘草　白芍药各二两

上剉如麻豆大，每服五钱匕，水一盏半，煮至八分，去滓温服。

厚朴生姜半夏人参汤五十八

治发汗后，腹胀满者。属太阳。

厚朴四两，去皮　半夏一两一分　甘草一两　人参半两

---

① 一盏半：原文不清，据《类证活人书》补。

② 胶烊尽：原文不清，据《类证活人书》补。

上剉如麻豆大，每服五钱匕，水一盏半，生姜五片，煮至八分，去滓温服。

大黄黄连泻心汤五十九

治心下痞，按之濡，其脉关上浮者。若伤寒大下后，复发汗，心下痞，恶寒者，表未解也，不可攻痞，当先解表，表解乃可攻痞。解表宜桂枝汤，攻痞宜服此药。属太阳。

大黄二两　黄连一两　黄芩各一两

上剉如麻豆大，每服五钱匕，以百沸汤二大盏，热渍之，一时久，绞去滓，暖动分二服。

附子泻心汤六十

治心下痞，而复恶寒汗出者。属太阳。

大黄二两　黄连　黄芩各一两　附子一枚，炮，去皮，破，别煮取汁

上三味，剉如麻豆大，每服五钱，以百沸汤二大盏，热渍之，一时久，绞去滓，内附子汁，分温再服。

半夏泻心汤六十一

伤寒五六日，呕而发热者，柴胡汤证具，而以他药下之，柴胡证仍在者，复与柴胡汤。此虽已下之，不为逆，必蒸蒸而振，却发热汗出而解。若心下满而硬痛者，此为结胸也，大陷胸汤主之。但满而不痛者，此为痞，柴胡不中与之，宜服此。属太阳。

黄连半两　黄芩　干姜炮　人参　甘草炙。各一两半　半夏一两，汤洗七遍

上剉如麻豆大，每服五钱匕，大枣二枚，水一盏半，煎至

八分，去滓温服。

甘草泻心汤六十二

伤寒中风，医反下之，其人下利日数十行，谷不化，腹中雷鸣，心下痞硬而满，干呕，心烦，不得安。医见心下痞，谓病不尽，复下之，其痞益甚。此非结热，但以胃中虚，客气上逆，故使硬也，宜服此。

甘草二两，炙　干姜炮　黄芩各一两半　人参　黄连各半两　大枣六枚　半夏一两一分，洗

上㕮如麻豆大，每服五钱匕，水一盏半，煎至八分，去滓温服。

生姜泻心汤六十三

治伤寒汗出，解之后，胃中不和，心下痞硬，干噫食嗅，胁下有水气，腹中雷鸣，下利者。属太阳。

黄芩　甘草　人参各一两半　干姜炮　黄连各半两　半夏一两一分，炮

上㕮如麻豆大，每服五钱匕，水一盏半，生姜七片，枣子二枚，煎至一盏，去滓温服。

白虎汤六十四

治伤寒，脉浮滑者，表里有热。

又三阳合病，腹满身重，难以转侧，口中不仁[①]，面垢，谵语，遗尿，发汗则谵语，下之则额上生汗，出大逆冷[②]，若自汗出者。

---

① 仁：原作“失”，据《类证活人书》改。

② 出大逆冷：参《伤寒论》及《类证活人书》，当作“手足逆冷”。

伤寒脉滑而厥者，里有热。并主之。

知母三两　甘草一两，炙　石膏一两　粳米三合

上剉如麻豆大，每服五钱匕，水一盏半，煎至八分，取米熟为度，去滓温服。

白虎加人参汤六十五

服桂枝汤大汗出，大烦渴不解，脉洪大者。

伤寒若吐若下后，七八日不解，热结在里，表里俱热，时时恶寒，大渴，舌上干燥而烦，欲饮水数升者。

伤寒无大热，口燥渴，心烦，背微恶寒者。并主之。

人参二分　知母一两半　甘草炙，二两或作半两　粳米一合半　石膏四两，碎绵裹

上剉如麻豆大，每服五钱匕，水一盏半，煎至八分，取米熟为度，去滓温服。

五苓散六十六

太阳病，发汗后，大汗出，胃中干，烦燥不得眠，欲得饮水者，少少与饮之，令胃气和则愈。若脉浮，小便不利，微热消渴者。

发汗已，脉浮数，烦渴者。

伤寒汗出而渴者。不渴者与茯苓甘草汤。

中风发热，六七日不解而烦，有表里证，渴欲饮水，水入则吐，名曰水逆者。

本以下之，故心下痞，与[1]泻心汤，痞不解，其人渴而口燥烦，小便不利者。

---

① 与：原作“不”，据《类证活人书》改。

太阳病，寸缓关浮尺弱，其人发热汗出，复恶寒，不呕，但心下痞者，此以医下之也。如其不下者，病人不恶寒而渴者，此转属阳明也。小便数者，大便必硬，不更衣十日，无所苦也，欲饮水，少少与之，但以法救之，或渴者。

霍乱，头痛，发热，身疼，热多饮水者。并主之。

泽泻一两一分　猪苓去黑皮秤　茯苓去皮秤　白术各三分　桂枝去皮，半两，不见火

上捣筛为散，拌和，每服抄三钱，白汤调下，此药须各自事持秤见分两，然后合。

猪苓汤六十七

阳明病，脉浮发热，渴欲饮水，小便不利者。

少阴病，下利六七日，咳而呕渴，心烦不得眠者。并主之。

猪苓去皮　茯苓　阿胶炙　泽泻　滑石各一两

上剉如麻豆大，每服五两，水一盏半，煎至七分，去滓温服。

附子汤六十八

少阴病，得之一二日，口中和，背恶寒者，当灸之。

少阴病，身体痛，手足寒，骨节痛，脉沉者。并宜服之。

茯苓　芍药各一两半　人参一两　白术二两　附子一枚，炮，去皮

上剉如麻豆大，每服五钱匕，水一盏半，煎至七分，去滓温服，日三服。

桂枝附子汤六十九

治伤寒八九日，风湿相薄，身体疼烦，不能自转侧，不呕

不渴，脉浮虚而濇者。属太阳。

桂枝二两　甘草一两　附子一枚半，炮，去皮

上㕮如麻豆大，每服抄五钱匕，水一盏半，生姜四片，枣子一枚，煎至八分，去滓温服。

术附汤七十

伤寒八九日，风湿相薄，身体疼烦，不能自转侧，不呕不渴，脉浮虚而濇者，桂枝附子汤主之。若其人大便坚，小便自利者，此主之。属太阳。

白术二两　甘草一两，炙　附子一个半，炮，去皮

上㕮如麻豆大，每服五钱匕，生姜五片，大枣一枚，水一盏半，煎至七分，去滓，渴者只一服。一服觉身痹，半日许再服，三服都尽，其人如冒状，勿怪也，即是附子与术并走皮中，逐水气，未得除，故使之耳。法当加桂一两，其大便坚，小便自利，故不加桂也。

甘草附子汤七十一

治风湿相薄，骨节疼烦，掣骨痛不得屈伸，近则痛剧，汗出短气，小便不利，恶风不欲去衣，或身微肿者。属太阳。

甘草炙　白术各一两　附子一枚，炮，去皮　桂枝三两，或作二两，身肿者加防风二两，悸气小便不利者，加茯苓一两半

上㕮如麻豆大，每服五钱匕，水一盏半，煎至七分，去滓温服，汗出即解。

芍药甘草附子汤七十二

发汗病不解，反恶寒者，虚故也，此主之。

芍药三两　甘草三两，炙　附子一枚，炮，去皮

上剉如麻豆，每服五钱匕，水一盏半，煎至七两，去滓温服。

干姜附子汤七十三

下之后，复发汗，昼日烦躁不得眠，夜而安静，不呕不渴，无表证，脉沉微，身无大热者，此主之。属太阳。

干姜一两，炮　附子一枚，生用，去皮

上剉如麻豆大，每服五钱匕，水一盏半，煎至七分，去滓温服，未知再服。

理中丸七十四

霍乱，头痛，发热，身疼痛，热者，欲饮水者，五苓散主之。寒多不用水者，此主之。

大病瘥后，喜唾，久不了了，胸中有寒，当以丸药温之，宜服此。属阴阳瘥后劳复病脉证。

干姜炮　甘草炙　人参腹痛者，倍之　白术各一两

上捣筛，炼蜜和丸，如鸡子黄许大，以汤数合，和一丸，研碎温服之，日三夜二服，腹中未热，益至三四丸，热粥饮之后，自温覆，勿揭衣，然不及汤。

又方：

人参　干姜炮　甘草炙　白术各一两

腹痛者加人参一两半；寒者加干姜一两半；渴欲得水者，加白术一两半；脐上筑者，肾气动也，去术加桂四两；吐多者，去术加生姜三两；下多者，还用术；悸者加茯苓二两；或四肢拘急，腹满下利，或转筋者，去白术，加附子一枚生用。

上剉如麻豆大，每服五钱匕，水一盏半，煎至八分，去滓温服，日三服。

四逆汤七十五

伤寒，医下之，续后下利清谷不止，身腹痛，急当救里。后身疼痛，清便自调者，急当救表。救里宜四逆汤，救表宜桂枝汤。属太阳。

自利不渴者，以其脏有寒故也，当温之，宜服。属太阴。

伤寒脉浮，自汗出，小便数，心烦，微恶寒，脚挛急，与桂枝汤，得之便厥，咽干，烦躁吐逆，作甘草干姜汤与之。厥愈，更作芍药甘草汤与之，其脚伸。若胃气不和，与调胃承气汤；若重发汗，加烧针者；或脉浮而迟，表热里寒，下利清谷者，此并主之。

少阴病，饮食入口则吐，心中温温欲吐，复不能吐，始得之，手足寒，脉弦迟者，此胸中实，不可下也，当吐之。若膈上有寒饮干呕者，不可吐也，当温之；或脉沉者，急温之，并宜服。属少阴。

大汗，若大下利而厥冷者；或大汗出，热不去，内拘急，四肢疼，又下利，厥逆而恶寒者；或下利腹满，身疼痛者，先温里，乃攻表。温里宜四逆汤，攻表宜桂枝汤。或呕而脉弱，小便复利，身有微热，见厥难治，此并主之。并属厥阴。

吐利，汗出，发热恶寒，四肢拘急，手足厥冷者；吐利，小便复利而大汗出，下利清谷，内寒外热，脉微欲绝者，此主之。

甘草二两，炙　附子一个，生用　干姜一两半，炮

上剉如麻豆大，每服四钱，水一盏半，煎至七分，去滓温服。强人加附子半个，干姜加一两半。

四逆散七十六

少阴病，四逆，其人或咳，或悸，或小便不利，或腹中痛，

或泄利下重者，此主之。属少阴。

甘草炙　柴胡　枳实去白穰，炒黄　芍药已上各一两

上捣筛为细散，米饮调下二钱，日三服。咳者，加五味子、干姜各半两；下利悸者，加桂半两；小便不利者，加茯苓半两；腹中痛者，加附子半枚，炮裂；泄利下重，先浓煎薤白汤，内药末三钱匕，再煮一二沸，温服。

四逆加人参汤七十七

恶寒，脉微而利，利止者，亡血也，此主之。属霍乱。

甘草二两，炙　人参一两　附子一枚，生，去皮　干姜一两半，炮

上剉如麻豆大，每服五钱匕，水一盏半，煎至八分，去滓温服，日三服。

茯苓四逆汤七十八

治发汗若下之，病仍不解，烦躁者。

茯苓二两　人参半两　甘草一两，炙　干姜七钱半　附子半个，生，去皮

上剉如麻豆大，每服五钱匕，水一盏半，煎至八分，去滓温服。

当归四逆汤七十九

治手足厥寒，脉细欲绝者。属厥阴。

当归洗　桂枝　芍药　细辛各一两半　通草　甘草各一两，炙

上剉如麻豆大，每服五钱匕，水一盏半，枣子一枚，煎至八分，去滓温服。

当归四逆加茱萸生姜汤八十

有当归四逆汤证，若其人内有久寒者，宜服。属厥阴。

当归洗　桂枝去皮　芍药　细辛各一两半　甘草炙　木通各一两　茱萸五两

上剉如麻豆大，每服五钱匕，生姜四片，大枣一枚，水一盏半，煎至八分，去滓温服。

通脉四逆汤八十一

治少阴病，下利清谷，里寒外热，手足厥逆，脉微欲绝，身反不恶寒，其人面色赤，或腹痛，或干呕，或咽痛，或利止，脉不出者。属少阴。

下利清谷，里寒外热，汗出而厥者。属厥阴。

甘草二两，炙　干姜三两，炮　附子大者一枚，去皮，破八片，生用

上剉如麻豆大，每服抄五钱匕，水一盏半，煎至八分，去滓温服。未瘥，急更作一剂，其脉续续出者愈。面赤者，加连须葱九茎；腹中痛者，去葱加芍药二两；呕者，加生姜二两；咽痛，去芍药，加桔梗一两；利止脉不出者，去桔梗加人参二两。

通脉四逆加猪胆汤八十二

治吐已下断，汗出而厥，四肢拘急，不解，脉微欲绝者。属霍乱。

甘草二两，炙　干姜三两　附子大者一枚，生，去皮　猪胆汁半合

上三味剉如麻豆大，每服抄五钱匕，水一盏半，煎至八分，去滓，内猪胆汁，温服，其脉即来。

黄连汤八十三

治伤寒，胸中有热，胃中有邪气，腹中痛，欲呕者。属太阳。

甘草炙　黄连　干姜炮　桂枝各三两　人参二两　半夏二两半

上剉如麻豆大，每服抄五钱匕，枣二枚，水三盏，煎取一盏半，去滓，分二服。

黄连阿胶汤八十四

治少阴病，得之二三日已上，心中烦，不得卧者。

黄连一两　阿胶三分　鸡子黄半个　黄芩一分　芍药半两

上剉如麻豆大，每半剂，水二盏，煎取一盏，去滓内胶，消尽，内鸡子黄，搅令和，温服，日二服。

黄芩汤八十五

太阳与少阳合病，自下利者，与黄芩汤。若呕者，黄芩加半夏生姜汤主之。

伤寒，脉迟六七日，而反与黄芩汤彻其热，脉迟为寒，今与黄芩汤复除其热，腹中应冷，当不能食，今反能食，此名除中，必死。属厥阴。

黄芩一两一分　甘草炙　芍药各一两

上剉如麻豆大，每服五钱，枣子一枚，水一盏半，煎至八分，去滓温服。黄芩或作一两半。

黄芩加半夏生姜汤八十六

太阳与少阳合病，自下利者，与黄芩汤。若呕者，此主之。

黄芩三分　半夏二分半　芍药　甘草各二分

上剉如麻豆大，每服五钱，水二盏，生姜四片，大枣子一枚，煎至八分，去滓温服。

文蛤散八十七

病在阳，应以汗解之，反以冷水潠之，若灌之，其热被劫不得去，弥更益烦，肉上粟起，意欲饮水，反不渴者，宜服。若不瘥者，与五苓散；寒实结胸，无热证者，与三物白散，庞安常云小陷胸汤，非也。

文蛤一两

上一味为散，沸汤和，服方寸匕。

三物白散八十八

治寒实结胸无热证者。属太阳。

贝母三分　桔梗三分，去芦　巴豆去心皮，熬黑，研如脂，一分

上为散，内巴豆研和，以白饮和服，强人半钱匕，羸人可减之。病在膈上，必吐；在膈下必利，不利进热粥一杯；利过不止，进冷粥一杯。身热皮粟不解，欲引衣自覆，若以水潠之、洗之，益令热劫不得出，当汗[1]而不汗则烦。假令汗出已，腹中痛，与芍药三两，上法。

十枣汤八十九

太阳中风，下利呕逆，表解者乃可攻之。其人漐漐汗出，发作有时，头痛，心下痞硬满，引胁下痛，干呕短气，汗出不恶寒者，此表解里未和也，宜服。

芫花炒赤，熬　甘遂　大戟

上各等分，异筛秤末，合和之，入臼中再杵治三百下。先

---

① 汗：原缺，据《类证活人书》补。

以水一升半，煎肥枣子一十枚，煎取八合，去滓内药末，强人一钱匕，羸人可半钱，再单饮枣汤送下，平旦服。若下少病不除者，明日更服，加半钱。利后糜粥自养。合下不下，令人胀满，通身浮肿而死。

抵当丸九十

但伤寒有热，小腹满，应小便不利，今反利，为有血也，当下之，不可余药，宜服。属太阳。

桃仁四个，去皮尖　大黄三分，去皮　虻虫五个，去翅足，熬　水蛭五个，熬，去子，杵碎，水蛭再生化，为害尤甚，须剉断，用石灰炒再熬

上捣筛，只为一丸，水一大白盏，煎至七分，顿服，晬时[①]当下血，不下更作之。

抵当汤九十一

太阳病六七日，表证仍在，脉微而沉，反不结胸，其人发狂者，以热在下焦，小腹硬满，小便自利者，下血乃愈。所以然者，以太阳随经，瘀热在里故也；或太阳病，身黄，脉沉结，小腹硬，小便不利者，为无血也，小便自利，其人如狂者，血证谛也；或伤寒有热，小腹满，应小便不利，今反利者，为有血也，当下之，不可余药，并宜服。属太阳。

阳明证，其人喜忘者，必有畜血。所以然者，本有久瘀血，故令喜忘，屎虽硬，大便反易，其色必黑者，宜此药下之，或病人无表里证，发热七八日，虽脉浮数者，可下之。假令已下，脉数不解，今热则消谷喜饥，至六七日不大便者，有瘀血，宜

① 晬时：指一昼夜，原作“脺时”，据《伤寒论》改。

服。属阳明。

大黄一两，去皮，酒洗　虻虫十枚，去翅足，熬　桃仁七枚，去皮，搥碎用　水蛭十枚，熬去子，杵碎，水蛭入腹再生化，为害尤甚，须剉断，用石灰炒再熬

上剉如麻豆大，作二服，水二盏，煎七分，去滓温服。

麻仁丸九十二

趺阳脉浮而濇，浮则胃气强，濇则小便数，浮濇相搏，大便则硬，其脾为约，此主之。属阳明。

麻仁五两　芍药三两　厚朴五寸半，去皮，姜汁炙　枳实四两，炙　大黄八两，去皮　杏仁二两半，去皮尖

上为散，蜜和为丸，如桐子大，饮下十丸，未知益之，日三服。

茵陈蒿汤九十三

阳明病，发热汗出者，此为热越，不能发黄也。但头汗出，身无汗，剂颈而还，小便不利，渴引水浆者，此为瘀热在里，身必发黄；或伤寒七八日，身黄如橘子色，小便不利，腹微满者，此并主之。属阳明。

茵陈蒿嫩者，一两　大黄三钱半，去皮　栀子大者，三枚

上剉如麻豆大，以水二大白盏，先煎茵陈减半盏，次内二味煎八分，去滓温服，日三服。小便当利，尿如皂荚汁状，色正赤，一宿腹减，黄从小便中去也。

牡蛎泽泻散九十四

治大病瘥后，从腰以下有水气者。阴阳易瘥后劳复病脉证。

牡蛎熬　泽泻　蜀漆洗去腥　商陆熬　葶苈熬　海藻先去咸

栝楼根各等分

上为散，饮服方寸匕，小便利，止后服。

竹叶石膏汤九十五

治伤寒解后，虚羸少气，气逆欲吐者。阴阳易瘥后劳复病脉证。

半夏一分，汤泡洗　石膏四两，杵碎　淡竹叶半把　人参半两　甘草半两，炙　麦门冬二两，去心，或作二两二分

上剉如麻豆大，每服抄五钱匕，水一盏半，入粳米百余粒，煎取八分，米熟汤成，去滓，温服。呕者，加生姜一两半。

枳实栀子汤九十六

治大病瘥后，劳复者。一本有阴阳易瘥后劳复病脉证字。

枳实一枚，去穰，麸炒[①]　栀子三枚半，肥者　豉一两半，绵裹

上以清浆水二盏半，空煮退八分，内枳实、栀子，煎取九分，下豉再煎五六沸，去滓温服，覆令汗出。若有宿食，内大黄，如博棋子五六枚，同煎。

白通汤九十七

治少阴病，下利脉微者。属少阴。

附子一枚，生用　干姜一两，炮

上剉如麻豆大，每服抄五钱匕，水一盏半，入葱白四寸，煮至八分，去滓温服。

白通加猪胆汁汤九十八

少阴病，下利脉微者，与白通汤；利不止，厥逆无脉，干

① 一枚去穰麸炒：原文不清，据《类证活人书》补。

呕烦者，此主之。服汤脉暴出者死，微续者生。

猪胆半合　干姜半两，炮　葱白四茎　溺二合半　附子半个，生，去皮

上以水一盏，煎至五分，去滓内尿、胆汁，和相得，分温再服。

桃花汤九十九

治少阴病，下利，便脓血者；或病二三日至四五日，腹痛，小便不利，下利不止，便脓血者。属少阴。

干姜一分，炮　赤石脂四两，一半碎，一半为末

上剉如麻豆大，每服四钱，入糯米一把，水一盏半，煎至一盏，去滓，再入赤石脂末一方寸匕服，日三服，若一服愈，勿再服。糯米或作粳米。

吴茱萸汤一百

食谷欲呕，属阳明也，此主之，得汤反剧者，属上焦也。属阳明。

少阴病吐利，手足逆冷，烦躁欲死者；或干呕吐涎沫，头痛者，此并主之。属少阴。

人参一两，去芦　吴茱萸一两六钱半，汤洗三遍

上剉如麻豆大，每服四钱，生姜四片，枣子一枚，水二盏半，煎至八分，去滓分二服。

猪肤汤一百一

治少阴不利，咽痛，胸满，心烦者。属少阴。

猪肤二两六钱半

上一味，以水二大白盏半，煮取一盏许，去滓，加白蜜一

合半、白粉一合。

桔梗汤一百二

治少阴病二三日，咽痛，与甘草汤，不瘥者。属少阴。

桔梗一两　甘草二两，炙

上剉如麻豆大，每服抄五钱匕，水一盏半，煎至八分，去滓，温分再服。

半夏散及汤一百三

治少阴病，咽中痛者。属少阴。

半夏汤洗　桂枝去皮　甘草炙

上等分，各别捣筛已，令和治之，每服三钱，水一大盏，煎至八分，令冷，少少咽之。

苦酒汤一百四

苦酒，米醋是也。

治少阴病，咽中伤，生疮，不能语言，声不出者。

半夏洗，碎如枣核，十四枚　鸡子一枚，去黄，内苦酒着鸡子壳中

上二味，内半夏着苦酒中，以鸡子壳置刀环中，安火上，令二三沸，去滓，少少含咽之，不瘥再服。

真武汤一百五

太阳病，发汗，汗出不解，其人仍发热，心下悸，头眩，身瞤动，振振欲擗地者，此主之。属太阳。

少阴病，二三日不已，至四五日，腹满，小便不利，四肢沉重疼痛，自下利者，此为有水气。其人或咳，或小便利，或下利，或呕者，此主之。属少阴。

白术等分　茯苓三分，小便利者，去茯苓　芍药三分，下利者，去芍药加干姜一分　附子一枚，炮，去皮，破八片，用二片，呕者去附子加生姜三两，或云生姜足前成三两

上剉如麻豆大，每服抄五钱匕，生姜四片，水一盏半，煎至八分，去滓温服，日三服。若咳者，加五味子三分，细辛一分，干姜一分。

乌梅丸一百六

伤寒，脉微而厥，至七八日，肤冷，其人躁无暂安时者，此为脏厥，非蛔厥也。蛔厥者，其人当吐蛔。今病者静，而复时烦者，此为脏寒，蛔上入其膈，故烦，须臾复止，得食而呕，又烦者，蛔闻食臭出，其人常自吐蛔，蛔厥者，此主之。属厥阴。

乌梅七十五个　细辛　附子炮，去皮　人参　黄柏　桂枝各一两半，去皮　干姜二两半　黄连四两　蜀椒出汗，一两　当归一两

上十味，异捣筛，合治之，以苦酒渍乌梅一宿，去核，蒸之，五升米下，饭熟，杵成泥和药，令相得，内臼中，与蜜杵三千下，桐子大，先食饮服十丸，日三服，稍加至[①]二十丸，禁生冷、滑物等。

干姜黄芩黄连人参汤一百七

伤寒本自寒下，医复吐下之，寒格，更逆吐下，若食入口即吐，此主之。属厥阴。

干姜炮　黄芩　黄连　人参各三分

上剉如麻豆大，每服抄五钱，水一盏半，煎至八分，去滓

---

① 至：原文缺，据《伤寒论》《类证活人书》补。

温服。

白头翁汤一百八

热利下重者，或下利欲饮水者，以有热也，并主之。属厥阴。

黄柏　秦皮　黄连各一两半　白头翁一两半[①]

上剉如麻豆大，分五服，水二大盏，煎至八分，去滓温服，不瘥再服。

赤石脂禹余粮汤一百九

伤寒服汤药，下利不止[②]，心下痞硬，服泻心汤已，复以它药下之，利不止，医以理中与之，利益甚。理中治中焦，此利在下焦，宜服此药，复不止者，当利其小便。属太阳。

赤石脂　禹余粮各四两

上剉，每服抄五钱匕，水一盏半，煎八分，去滓温服。

旋复代赭汤一百十

治伤寒发热，若吐若下，解后，八分痞硬，噫气不除者。属太阳。

旋覆花三分　人参半两　代赭一分　甘草三分，炙　半夏三分，汤洗

上剉如麻豆大，每服抄五钱匕，生姜四片，枣子五枚，煎至八分，去滓温服。

---

① 一两半:《类证活人书》作“一两”。

② 止：原文作“至”，据《伤寒论》《类证活人书》改。

瓜蒂散百十一

病如桂枝证，头不痛，项不强，寸脉微浮，胸中痞硬，气上冲喉，咽不得息者，此为胸有寒也，当吐之，宜服。属太阳。

瓜蒂熬黄　赤小豆各半两

上各捣筛已，合治之，取一钱匕，豉一合，汤七合，先渍之，须臾煮作稀糜，去滓取汁，和散温顿服，不吐少少加，得快吐乃止，诸亡血虚不可与之。

蜜煎导汤百十二

阳明病，自汗出，若发汗，小便自利者，此为津液内竭，屎虽硬，不可攻之，当须自欲大便，宜蜜煎导而通之，若土瓜根及大猪胆汁皆可为导。

蜜四两

上一味内铜器中，微火煎之，稍凝如饴状，搅之无[①]令焦着，欲可丸，捻作挺如指许，长二寸，当热时急作，令头锐，内谷道中，以手急抱，欲大便时，乃去之。

猪胆汁方

上以大猪胆一枚，泻汁，和法，醋少许，以灌谷道中，如一食顷，当大便。

烧裈散百十三

伤寒阴易之为病，其人身体重，少气，小腹里急，或引阴中拘挛，热上冲胸，头重不欲举，眼中生花，膝胫拘急者，此主之。

---

① 无：同“勿”。

裈裆烧灰

上一味，以水和服方寸匕，小便利，阴头肿即愈。

外门方

风池

二穴，是足少阳、阳维之会，在项后发际陷中是穴，《甲乙经》云：风池穴在颞颥后，发际陷者中是也。针入一寸一分。

风府

一穴，是督脉、阳维之会，在项后入发际一寸，大筋宛中，不可灸，针入四分，留三呼。

期门

二穴，在乳下一寸，筋骨近腹处是也。凡妇人病，法当针期门，不用行子午法，恐缠脏膜，引气上，但下针，令病人五吸，停针良久，出针，此是平泻法。凡针期门，必泻勿补，可肥人二寸，瘦人寸半深。

大椎

穴在第一椎上，陷者宛宛中，针三分，留三呼，泻五吸，灸以年为壮。

桂枝加栝楼汤

治柔痉。

桂枝　芍药各三钱　栝蒌根　甘草各二钱

水二盏，生姜七片，枣一枚，每服五钱，煎八分，去滓温服。[①]

小续命汤

治中风及脚气痹弱，不能转侧。

防风一分半　芍药　白术　人参　川芎　附子　防己　黄芩各一分　桂枝　甘草炙　麻黄各半两

上剉如麻豆大，每服五钱匕，水一盏半，煎至一盏，去滓，取八分清汁，入生姜汁，再煎一二沸，温服，日三夜二。若柔痓自汗者，去麻黄；夏间及病有热，减桂枝一半；冬及始春，去黄芩。

麻黄杏子薏苡甘草汤

病人一身尽疼，发热，日晡所剧，名风湿。

甘草一分，炙　薏苡仁半两　杏仁十个　麻黄去节，二分

上剉，每服四钱，水一盏半，煎八分，温服。

麻黄加术汤

治中湿。

甘草　桂枝　麻黄　苍术　杏仁

上剉，每服五钱，水一盏半，煎八分，去滓温服。

---

① 此后一页无文字，疑缺一页内容。